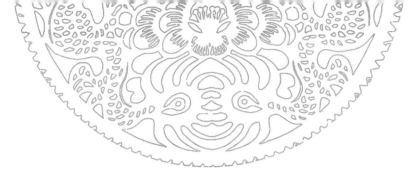

养生食堂

会吃会喝促健康

主　编　杨晓光　赵春媛

编　委　（以姓氏笔画为序）

于永明　方　波　朱天宇

杨　杨　杨　森　时培育

赵春芳　窦凤芹

中国中医药出版社
·北京·

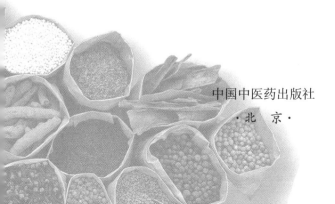

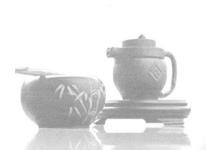

图书在版编目（CIP）数据

养生食堂：会吃会喝促健康 / 杨晓光，赵春媛主编 . —北京：中国中医药出版社，2018.9

ISBN 978-7-5132-4862-4

Ⅰ. ①养… Ⅱ. ①杨… ②赵… Ⅲ. ①食物养生 Ⅳ. ① R247.1

中国版本图书馆 CIP 数据核字（2018）第 065450 号

中国中医药出版社出版

北京市朝阳区北三环东路 28 号易亨大厦 16 层
邮政编码 100013
传真 010-64405750
山东德州新华印务有限责任公司印刷
各地新华书店经销

开本 710×1000 1/16 印张 16 字数 243 千字
2018 年 9 月第 1 版 2018 年 9 月第 1 次印刷
书号 ISBN 978 – 7 – 5132 – 4862 – 4

定价 48.00 元
网址 www.cptcm.com

社 长 热 线 010-64405720
购 书 热 线 010-89535836
维 权 打 假 010-64405753

微信服务号 zgzyycbs
微商城网址 https://kdt.im/LIdUGr
官方微博 http://e.weibo.com/cptcm
天猫旗舰店网址 https://zgzyycbs.tmall.com

如有印装质量问题请与本社出版部联系（010-64405510）

前言 Preface

　　饮食是一切动物的本能，作为万物之灵的人类，自然不能例外。因此，除了我们祖先"民以食为天"的古训，更有法国学者把它提到了新的高度："一个民族的命运要看她吃什么和怎么吃。"由此可见，看似平平常常，每天都离不开的吃喝，还真不是一件小事。它不仅关乎人类的健康，还关乎人类的未来。

　　那么，我们最该关心的话题之一就是吃什么、怎样吃才对健康更有利。如果说，温饱之初，我们吃的是味道；温饱之后，我们吃的是品质；那么，今天我们要吃出健康。一般情况下，健康是完全可以由个人主宰的。

　　正是为了提高这种主宰能力，我们精选相关资料，编撰成此书，提供了具有明确科学依据的饮食知识，让人们在果肚腹、享口福的同时，强筋骨、增体力、长精神。

编者

2018 年 1 月

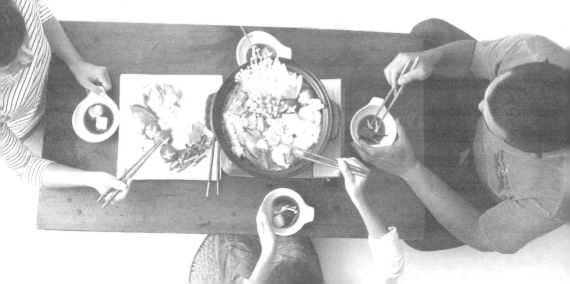

目 录 CONTENTS

吃出健康来

喝出健康来

养生食堂
——会吃会喝促健康

养生食堂——

会吃会喝促健康

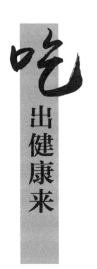

吃出健康来

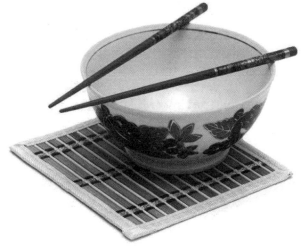

饮食讲科学，身体才健康

饮食能养生治病，亦能伤身致病。因此，人们应特别注意合理配膳，讲究烹饪。只有食饮相宜，调养脾胃，才有利于身体健康。

博食 博食就是对一切食物原料如酸、甜、苦、辣、咸各种食物都要品尝食用而不要有所偏嗜。现代营养学要求人们博取饮食，混合饮食，营养互补。我国医药学历来就认为，食物有温、热、寒、凉、平、咸、酸、苦、甘、辛以及补、泻等气（性）味之分。如果生活中长期对食物原料有所偏嗜，就会使人体的营养失去平衡，导致疾病的产生。因而，只有丰富多彩的膳食才有可能从各种食物中获得平衡而足够的各种养分，以满足人体的多方面需要。

配食 即对饮食进行合理调配。饮食调配，理应与中药的配伍一样，要按规矩、循准绳、无偏过，方可有益于身心。配膳中，应注意主粮与杂粮的搭配，荤食与素食的搭配，寒性与热性食物的搭配，酸性和碱性食物的搭配，五味恰当的搭配，以达到营养平衡。还要注意烹调方法，否则就有可能降低食物的营养价值，影响机体对多种营养素的吸收，有害于健康。

熟食 以熟食为主是我国人民历来的饮食习惯。高温熟食可以杀菌消毒，且利于消化吸收。熟食还可以增进美味、去除恶味，同时，食物内部的有效营养成分释放出来，因而适口可食，符合营养卫生。生食则不然，食物除部分可以生食外，其他食物原料一般都必须过火加工处理，否则将会危及人的健康。古人烹饪强调"断生""断红"，就是这个道理。有人做过试验，蔬菜煮熟，失掉了一部分营养素，但是由于加热分解，有利于吸收所含养分，得失对照，得多于失。

热食 注重热食，同中医饮食保健有关。中医认为：人之热腹不宜承受过多的冷食，让热脏去暖冷食，于人体无益，即使盛夏，也不主张冷饮。还认为热食（不是烫食）一般无害人之危。而冷食则不然，常常有害于人的健康，甚至加重病情（如肝胃炎症发作时，不宜食生冷），严重者可能导致某种危险，例如负伤流血多干渴时饮冷水，极易发生血栓，导致死亡。

节食 节食主要是指数量。饮食控制数量，以不过量为宜。古代医书《黄帝内经》提出"饮食有节"。古代有很多关于"节食"的论述和精辟的见解。如"食无求饱""不欲过饥，饥则败气""食戒过多，勿极渴而饮"等。

时食 古人主张先饥而食，先渴而饮，关键是"适时"。也就是说，不要等到十分饥渴时才饮食，讲究饮食要定时、定量，否则会引致疾病的发生。如果饮食缺乏时间性，像有的人"零食不离口"，必然会使胃不断受纳和消化食物，而得不到休息，久而久之就会引起消化功能失常，出现食欲减退和胃肠疾病。另外，饮食、配膳、调味也要讲究时令，这是我国四季分明的饮食特点。

医食 就是利用食物预防和治疗疾病。即"饮食疗法"，简称"食疗"。《本草经集注》中曾将"果菜米食"列为药物的一个种类专门加以论述。至于什么食物治什么病，什么食物利于人体哪一部分，什么食物有禁忌，或相克、相畏，什么样的人有什么禁忌等，我国古代医书上都有记载，并且内容丰富。目前，食物疗法已发展成为人们防病治病的一个重要手段。

怎样吃饭和吃菜

人体需要的能量来自食物中的三大物质：糖（指大量存在于谷类和薯类食物中的碳水化合物，非指高度提纯的食糖）、蛋白质和脂肪，其中最主要是通过吃饭获得的糖。因此，应当按科学的要求，吃足提供 60% 日需能量的糖。以一位日消耗 1800 千卡热量的人士为准，每日摄入的碳水化合物不应少于 270 克，其中主要是谷类，也应包含一些水果。

蔬菜是保健膳食所提倡的，不过还要看怎么吃。人们习惯用较多的油脂炒蔬菜，结果是蔬菜吃得越多，油也吃得越多。油脂的热值最高，为等量碳水化合物或蛋白质的 2.25 倍。在上述情况下，随着蔬菜吃进去的大量油脂，实在是超量摄入能量的罪魁祸首。所以必须改变炒蔬菜多放油的不良习惯。其实，许多蔬菜如豆芽、茄子、菠菜、大白菜、甜椒、胡萝卜等，都不是非用油炒不可，而可以水煮拌食。总之，可煮的蔬菜不用油炒，炒也少用油脂，这才是保健养生的吃菜之道。最简便易行的一个方法，就是"吃足半斤粮（以日需 1800 千卡能量的人士为准），炒菜少用油"。

食量多少影响寿命

人们一日三餐中进食量的多少直接影响人们寿命的长短。

古人主张老年人宜"食少"，这与现代医学认为"多食尤其多食高热量的饮食，可致体重增加，人体肥胖，易患冠心病、高血压等症，容易导致短寿"的意思相近。孙思邈的《备急千金要方》中说："饮食以时，饥饱得中。"说明进食应定时定量，对胃肠功能有好处。

有人通过细胞培养证实，给过多的营养的培养基，细胞就会早熟，容易导致早衰。美国科学家推论，人类如果采取"少吃"这种饮食模式，寿命概率可望增加 20 ~ 30 年。生理学家也研究证明，人体所需要的热量，一般只是想吃的食物热量的五分之一到三分之一。

营养学家认为，饮食并非越少越好。节食应在保证营养的基础上进行，既要全面摄食，使营养平衡，又要饥饱适中，保持胃肠正常功能。在这个前提下，因人而异地减少动物脂肪、食糖及淀粉食物的摄入，增加含蛋白质和维生素的食物。

长期饱食会致大脑早衰

国内外病理学研究表明：饱食能诱发人脑内一种叫作酸性纤维芽细胞生长因子的物质，饱腹后，它在大脑中的含量要比吃饭前增加数万倍，而且其数量的增长与食量成正比。这种纤维芽细胞生长因子被证实是促使脑动脉硬化的元凶，脑动脉硬化与老年痴呆密切相关。

研究发现，通过限食可控制酸性纤维芽细胞生长因子的生成，延缓大脑衰老。

所以，要想拥有一个健康的身体，必须养成良好的饮食习惯——饭饱八分，通过调节食量来推迟大脑的衰老过程。人过中年以后的进食方式应该像"羊吃草"那样，饿了就吃点，每次吃不多，胃肠总保持不饥不饱的状态。我国著名营养学家李瑞芬教授总结的秘诀是："一日多餐，餐餐不饱，饿了就吃，吃得很少。"只有这样，才能延缓衰老、延年益寿。

边吃边喝危害大

许多人习惯在吃饭时用水或汤送饭，但专家认为"边吃边饮"容易导致消化不良，科学的方法是饭前饮水。

科学研究表明，最好在饭前一小时分几次饮水，每次喝的量要少，理想的是一次两三百毫升，十多分钟喝一次。空腹喝下的水在胃内停留只有几分钟，很快进入小肠，被吸收入血液中，一小时左右就可以补充给全身的组织细胞。

专家认为，吃饭时喝少量的汤是有益的，但边吃边喝，或用水汤送饭，是个不好的习惯，因为这时大量喝水或汤，会影响消化液分泌，而且水会冲淡胃液酸度，导致消化不良。而饭前喝水，由于体内水分达到平衡，吃饭时就可以保证分泌充足的消化液，增进食欲，帮助消化。

饿了更要"挑食"

美国《体线》杂志一篇文章指出，人在一天中有 5 种时刻是最想吃东西的。这种时候，如何选择非常重要，如果放纵自己的食欲，久而久之，肥胖、超重等症状就会在不经意间找上门来。这 5 种时刻分别是：

早上一觉醒来 很多人在这个时候想喝的是一杯香浓的咖啡，但美国资深临床营养学家指出，一杯热巧克力（约含 110 千卡热量和人体一天内所需钙的 10%）或橙汁（约含 109 千卡热量和人体一天内所需叶酸的

15%）可能更好一些。他指出，咖啡因可能给人一时的清醒，但它无法持续很长时间。如果想整个上午都不打瞌睡，那就需要摄入足够的热量，一杯巧克力或橙汁，再加一杯酸奶或一个水果可以满足这一需求。

午餐前30分钟　最好吃点粗粮制成的饼干、面包或无糖酸奶及水果，它们比较有利于消化，不会妨碍午餐时的胃口。

健身归来的途中　这个时候很容易感觉到饥饿。不管多想吃东西，最好别乱吃，要不然刚才所做的运动就白费了。如果实在觉得饿，可以选择一小份含有蛋白质及碳水化合物的食物，比如脱脂或低脂的酸奶。其中，蛋白质提供身体需要的氨基酸来修补肌肉，碳水化合物则帮助恢复肝糖原。

工作间歇时　工作压力大，很多人都会觉得自己老想吃东西，其实，这是一种错觉，可以用短时间的散步来分散注意力。实在想吃的话，最好吃个苹果或小胡萝卜，低热量的咀嚼可以松弛面部紧张的神经。

感觉非常饿时　这是人对美食的诱惑抵抗力最低的时候，很容易大吃大喝一顿。在决定吃东西前，最好先喝点水，因为很可能身体正处于脱水状态，这也会加重饥饿感。如果还觉得饿，可以吃点花生酱或坚果，它们不仅营养丰富，还具有很强的饱腹感，帮助控制能量的摄入。

饿时不宜吃这些食品

牛奶、豆浆　这两种食物中含有大量的蛋白质，空腹饮用，蛋白质将"被迫"转化为热能消耗掉，起不到营养滋补作用。正确的饮用方法是与点心、面饼等含面粉的食品同食，或餐后两小时再喝，或睡前喝均可。

酸奶　空腹饮用，会使酸奶的保健作用减弱，而饭后两小时饮用，或睡前喝，既能促进消化，又有排气通便的作用。

糖　是一种极易消化吸收的食品，空腹大量吃糖，人体短时间内不能分泌足够的胰岛素来维持血糖的正常值，使血液中的血糖骤然升高，容易导致眼疾。而且糖属酸性食品，空腹吃糖还会破坏机体内的酸碱平衡和各种微生物的平衡。

柿子、西红柿　含有较多的果胶、单宁酸，上述物质与胃酸发生化学反应生成难以溶解的凝胶块，易形成胃结石。

香蕉　香蕉中有较多的镁元素，空腹吃香蕉会使人体中的镁骤然升高而破坏人体血液中的镁钙平衡，对心血管产生抑制作用。

山楂、橘子　山楂和橘子含有大量的有机酸、果酸、山楂酸等，空腹食用会使胃酸骤增，对胃黏膜造成不良刺激，使胃胀满吐酸水。

白薯　白薯中含有单宁和胶质，会刺激胃壁分泌更多胃酸，引起"烧心"等不适感。

饿两顿不如饿两成

觉得胃不舒服，有点"积食"，于是饿上两顿，清清肠，这就是所谓的"饥饿疗法"了。

但专家指出，"饥饿疗法"与倡导"健康规律"的生活方式是相悖的。生活有规律，人才会健康，盲目地打破规律，就会危害健康。事实上，不必等到因营养堆积感觉不适才想到试一试"饥饿疗法"，饿"两顿"不如饿"两成"，如果保证每顿饭吃七八成饱，再稍加注意饮食搭配，胃肠道正常通畅，就能达到肠道清爽，避免堆积过多脂肪的目的。怎么判断吃了八成饱？很简单，当吃到感觉还有一点点饿，还想再吃点时，就该打住别吃了。坚持饭前喝汤等健康饮食，保证一天一次大便，规律地生活，不仅用不着清肠和饥饿，而且每月还可以减轻体重 0.5 千克。

狼吞虎咽可致食管功能退化

食管蠕动功能是典型的"用进废退"。如果短时间连续摄入过多食物，食物仅凭重力就可自行坠入胃里，而极少借助食管的蠕动功能。长此以往，食管蠕动功能自然退化，从而引发一系列疾病。医生提醒，食管蠕动功能一旦退化很难恢复，因此，应养成健康的进餐习惯，每次进餐时间最好不要少于 20 分钟，食物应咀嚼 30 次左右再下咽。

细嚼慢咽并非越慢越好

用餐时细嚼慢咽并不是越慢越好，因为消化食物的消化酶有分泌高峰，一般在十几分钟内，在分泌高峰中消化酶的浓度达到最佳的食物消化点，有利于营养元素的分解吸收。如果吃了油性较大的食物，受到脂肪的刺激，胆汁会一下子从胆囊排到肠内，集中消化脂肪。但用餐时间过长，胆汁会"分期分批"地进入肠内，如果胆汁数量不够，就不能充分消化脂肪，容易堆积脂肪，导致肥胖。所以说，过快或过慢进餐都可能导致肥胖。专家建议，每餐细嚼慢咽的时间最好在三十分钟左右，这是指实实在在咀嚼、吞咽的时间。

饭后不宜"急"

不急于吸烟　饭后吸烟对人体健康危害比平时大 10 倍。这是由于进食后的消化道血液循环量增多，致使烟中大量的有害物质被人体吸收而损害肝脏、心脏等器官。

不急于饮茶　茶中大量鞣酸物质可与食物中的铁、锌等结合形成难以溶解的物质，会影响人体对营养的吸收和利用，餐后 1 小时饮茶更为适宜。

不急于洗澡　餐后洗澡，体表血流量会有所增加，胃肠道中的血液量便会相应减少，从而使肠胃的消化功能减弱。

不急于运动　这会迫使血液去满足运动器官的需要，造成胃肠供血不足、消化液分泌减少，易引起消化不良和慢性胃肠炎等疾病。

不急于吃水果　食物摄取后，需有 1 ~ 2 小时的消化过程，方能慢慢进入小肠。餐后立即食用水果，食物会被阻滞在胃中，长期可导致消化功能紊乱。

不急于松裤腰带　饭后放松裤腰带，易使消化脏器的支持作用减弱，导致腹腔内压下降，消化器官的活动度和韧带的负荷量加大，容易引起胃下垂，出现上腹不适等消化系统病症。

常下馆子加速肠胃老化

餐厅里的美味食物，常常导致人暴饮暴食，加重肠胃负担。另外，餐厅里饭菜含油等脂肪多，也会增加肠胃的负担。因此，长期在餐馆吃饭的人肠胃容易老化，并导致肌肤粗糙，还常常有头痛、恶心、眩晕的现象，甚至诱发肝病、消化性溃疡、高血压、胃癌、大肠癌等疾病。

常吃粗粮有益健康

实践证实，多吃一些粗粮（指含植物纤维多的食物），对身体大有好处，可预防许多疾病的发生。隔三差五吃点粗粮，或粗细粮搭配着吃，是更合理、更科学的膳食安排。植物纤维虽不能被人体吸收，但在体内却有着特殊的作用，对人体健康十分有益。

预防大肠癌　对大肠癌的流行病学调查（简称流调）发现，非洲人的食物中有大量植物纤维，他们很少患大肠癌。而以肉食为主的美国，由于食物中植物纤维较少，10 万人中就有 42 人患大肠癌，发病率高出非洲 6 倍以上。我国大肠癌流调显示，凡吃粗粮多的地区，大肠癌发病率低，反之则发病率高，与上述情况类似。

植物纤维为什么能预防大肠癌呢？正常人的大肠中存在着大量细菌，这些细菌有的可产生毒性物质如氨、酚等。如果食物中植物纤维少，食物易被吸收，食物残渣少，大便体积小，在肠内停留时间就长，这些毒物质会对肠壁发生致癌作用。含植物纤维多的食物能使大便体积增加，并刺激肠壁产生蠕动，使大便较快排出体外，这就减少了毒物对肠壁的毒害，因而能预防大肠癌。

预防动脉硬化　植物纤维能与肠道内的胆汁酸结合，形成一种不能被吸收的复合物，加速胆汁酸的排泄，促进胆固醇在肝内降解，从而可降低血中胆固醇的浓度。长期不吃含植物纤维类食物的人，血中胆固醇浓度较高（血脂异常），可不断沉积在血管壁上，使动脉血管壁增厚，管腔变窄，发生粥样硬化，能引起高血压、脑梗死和冠心病等心脑血管疾病。

预防便秘　食物中若缺少植物纤维，大便残渣少，且易干燥硬结，肠腔黏膜受到的肠内容物刺激不足，大脑不能产生排便反射，于是就会发生便秘。便秘不仅使人感到痛苦，老年人因便秘排便屏气用力，还有发生急性心梗和猝死的可能。常吃一些植物纤维多的食物，可预防便秘的发生。

预防胆结石　胆汁中的胆固醇可不断析出或沉积在胆管系统（胆囊、总胆管、肝内胆管）形成胆结石，而胆汁中的胆盐可以帮助人体吸收胆固醇。植物纤维能使胆盐和胆固醇保持正常比例，从而减少胆固醇在胆管系统的沉积，防止胆结石的形成和发生。

粗粮虽好，不能贪吃

健康教育专家指出，粗粮是指包括玉米、高粱、元麦及各种豆类在内的粮产品，富含纤维的粗粮是难得的保健食品。粗粮中含有大量纤维素，能促进肠道蠕动。因此适量进食粗粮是对人体有益的。但是进食粗粮也应有个度，如果长期大量进食高纤维食物，会使人体蛋白质补充受阻、脂肪摄入量不足、微量元素缺乏，造成骨骼、心脏等功能的损害，降低人体免疫能力。专家建议，食用粗粮最好安排在晚餐。成年人每天的纤维素摄入量以 10 ~ 30 克为宜。蔬菜中含纤维素较多的是韭菜、芹菜、茭白、空心菜等，都可适量食用。

素食会影响人的性欲

医学专家提醒老年男性和吃素食的男性：低蛋白质的饮食会影响他们今后的性欲。

据研究人员说，不吃足够蛋白质的人会有降低睾丸激素的危险，并因此会降低性功能，同时还会减弱肌肉、减少红细胞、损伤骨骼。不吃肉的人格外有危险，因为动物食品是高生物价值蛋白质的最好来源。素食主义者选择了不吃动物食品，而老年人由于胃口不佳及咀嚼的困难，吃肉也比年轻时减少了许多。研究人员发现，低蛋白质的饮食导致了性激素黏合剂血球素在老年人体内的增加，从而降低了睾丸激素的有效性。研究人员调查了 1552 名 40 ~ 70 岁的男性的血球素，发现蛋白质和纤维的摄取量与性激素的水平紧密相关。

单纯吃素易发贫血

有关专家提醒，单纯素食会导致儿童营养性巨幼红细胞性贫血。

营养性巨幼红细胞性贫血是由于缺乏维生素 B_{12} 或叶酸引起的一种大细胞性贫血，主要临床特点为贫血，红细胞的减少比血红蛋白的减少更为明显，红细胞的细胞体变大，骨髓中出现巨幼红细胞。引发此种改变的原因很多，但在小儿时期，95% 以上是由于维生素 B_{12} 和叶酸缺乏引起的。维生素 B_{12} 摄入不足多见于营养不良或长期素食的小儿；叶酸缺乏多为羊乳喂养、吃蔬菜较少或食用烹煮过度食物的儿童。另外，肠内细菌和寄生虫的竞争也可影响维生素 B_{12} 的吸收，而慢性腹泻、小肠切除等原因可致两者吸收障碍。

保证母亲的充足营养和及时给孩子添加辅食可以防止婴儿发生营养性大细胞贫血。富含维生素 B_{12} 的食物有：雏菊、香菇、大豆、鸡蛋、牛奶、动物肾脏以及各种发酵的豆制品等。叶酸丰富的食物有：绿叶蔬菜、柑橘、西红柿、菜花、西瓜、菌类、酵母、牛肉、动物肝脏和肾脏等。

素食者要会吃替代食品

缺乏维生素 B_{12} 素食者补充维生素 B_{12} 较好的办法就是把通常食用的蔬菜和黄豆搭配食用，因为黄豆含有丰富的维生素 B_{12}，也可采用蚝油佐餐，因为蚝油也可提供丰富的维生素 B_{12}。

缺乏蛋白质 对于不吃肉的人而言，很容易缺乏蛋白质。用大豆蛋白替代猪肉就是不错的选择。因为豆制品中含有丰富的植物蛋白，而且豆制品中不含饱和脂肪。

缺铁 素食者可以从五谷杂粮中摄取到铁质，虽然其吸收率很低。铁必须有维生素 C 协助才能转变成造血所需的铁形式，因此，应多吃一些同时富含铁质和维生素 C 的食物，如葡萄干、大枣等。红糖中铁质丰富，可以用红糖代替白糖。

缺乏脂肪 选择了素食，可以用植物性脂肪来代替，比如植物油、豆类、豆制品、坚果这些食物里面都含有丰富的植物性脂肪，并且不含胆固醇和饱和脂肪，而是含有丰富的不饱和脂肪酸，可以有效地防止心血管病、高脂血症、脂肪肝和肿瘤等疾病的发生。

合理偏食有益健康

祖国医学历来重视饮食与健康的关系，认为饮食宜全不宜偏，但对于某些疾病患者来说，合理的偏食反而有益。

肝炎或血小板减少症患者 宜多进食大枣、黑枣。血小板减少症患者应吃不去衣的花生，肝炎患者则要多食蜂蜜，起清热解毒的作用。

缺铁性贫血患者 应多吃含铁丰富的猪肝、动物血、大枣、赤小豆及新鲜蔬菜、水果等，以补充机体微量元素的不足。

高血压患者 应偏食芹菜，冬天则应偏食黑木耳，若将黑木耳、冰糖、柿饼同煮后食用，则效果更佳。海带中所含的褐藻氨酸有明显的降压作用，高血压患者亦可多食。

冠心病等心、脑血管疾病患者 应多吃黑木耳、银耳炖冰糖；冬天可多吃黑芝麻，或将黑芝麻、大米和桑葚捣烂后煮成芝麻糊加入白糖服食。此外，还应多吃些玉米油、豆油、花生油、菜油等；尽量少食荤油。

慢性便秘、慢性咽炎及口腔溃疡的人 可每日早晚空腹食用蜂蜜，以起到补中、润燥、止痛的作用。海带内含较多的粗纤维，具有润肠通便的功效，是便秘患者的健康食品。

慢性气管炎、哮喘、肺结核患者 宜食熟木瓜炖冰糖、蜂蜜和核桃仁，夏天宜多食鲜百合，冬天应多吃羊肉，以达到暖中补虚之功效。

常吃他乡食物益健康

专家指出，微量元素在人体内的含量虽然极微，却具有很大的作用。微量元素同其他元素一样，受体内平衡机制的调节和控制。摄入量过低，会发生某种元素缺乏症，如儿童钙不足会导致佝偻病。但摄入量过多，微量元素积聚在生物体内也会出现急、慢性中毒，甚至成为潜在的致癌物质。如氟摄入过多，会导致氟斑牙症，严重时还会引起氟骨症，出现骨骼和肾脏的损害。

不同地区的土壤、水中的微量元素成分和含量不同，导致食物中所含的微量元素也不相同。因此，不要长时间固定吃来自同一地区的食物，不同地区的粮食、水果等食物应进行交换，此举有助于微量元素的摄入均衡，从而避免微量元素过多或过少所致的疾病发生。但过敏体质的人应慎吃他乡食物，因为外来食物可能会造成过敏反应。

杂吃米饭更益健康

如果在米饭中掺杂一些杂粮、蔬菜或药食两用的食物，米饭的营养价值就会提高，而且还能起到预防和治疗疾病的作用。粳米中掺杂绿豆，做成绿豆米饭或绿豆粥，是夏天解暑清凉的佳品。粳米中加入红薯，做成米饭，是一种很好的养生佳品。糯米中掺入大枣，做成稀粥或米饭，可以养血补虚。糯米中掺银耳、大枣熬成粥能美颜。

饭菜蒸吃营养好

蒸菜不上火　现代人大多操劳过度，阴虚火旺。由于蒸的过程是以水渗热、阴阳共济，蒸制的菜肴吃了不上火。因此女士吃蒸菜更漂亮（脸上不会长痘痘），男士可健胃（对胃刺激小）。

蒸饭蒸菜营养好　蒸能较大程度保持食物的味、形和营养，避免受热不均和过度煎、炸造成的有效成分的破坏和有害物质的产生。

蒸品更卫生　蒸的过程在医学上叫湿热灭菌。菜肴在蒸的过程中，餐具也得到蒸汽的消毒，避免了二次污染的机会。

蒸不产生自由基　食物在进行煎炸等高温烹调时，使得食用油被氧化，在体内产生有害的自由基。自由基会加速人体的衰老、加剧各种心血管疾病的发生。

蒸的味道更纯正　蒸菜更注重原汁原味，比炒菜的食用油用量要少一半以上。

蒸的选料更新鲜　蒸对原料的要求近乎苛刻。比如不新鲜的鱼是不能蒸的，最好把死鱼扔到油锅去煎、炸。

干嚼食物老得慢

干嚼食物不仅能使吃进的食物更好地被机体消化、吸收和利用，而且还可健身防病。

干嚼食物能增强口腔的咀嚼运动，更重要的是它能刺激唾液腺分泌唾液，促进食物消化，有助于食物被充分吸收利用。干嚼可以促使牙龈表面角质变化，加速血液循环，提高牙龈的抗病能力。由于食物在口腔中反复咀嚼，牙齿表面频繁受唾液的冲洗，增强了牙面的自洁能力，有助于防治牙病。

医学家发现，人体的唾液腺在分泌唾液的同时，还分泌一种腮腺素，这种腮腺素可被机体重新吸收进入血液，它具有抵抗机体组织老化的作用。

干嚼食物的口腔活动，还可以显著提高大脑的思维能力，增加细胞的信息传递，提高大脑的工作效率，起到预防大脑老化和老年痴呆症的作用。

营养过剩可造成四大危害

体重超标　肥胖发生的年龄越小、肥胖病史越长，各种代谢障碍就越严重，成年后患糖尿病、高血压、冠心病、胆石症、痛风等疾病的危险性就越大。

儿童性早熟　性早熟可能与儿童在生长发育过程中盲目进补、过量摄入激素有关。各种高能营养食品中一般都暗藏有促使儿童性早熟的激素，这些激素可能会扰乱儿童自身的内分泌状态，女孩可能会出现早恋、早婚、早孕，男孩则可能出现性攻击、性犯罪等。

儿童龋齿率上升　儿童进食多为高蛋白、高能量的黏糊状食物，营养物质在乳牙边积累，变成了龋齿的温床。

对儿童心理发展有消极的影响　肥胖儿童是同伴嘲笑、捉弄的对象，与正常儿童相比，肥胖儿童易表现出更多的心理问题，如孤独、自我封闭、逃避社交。

少吃精加工食品

食物的营养功效是通过它所含的营养成分来实现的。对食物采取高温加压灭菌等工艺再加工制成食品，会使其含有的营养成分受到破坏，如维生素丢失、蛋白质分解等，因此食品在一定程度上失去了食物原汁原味的营养价值。

食物在加工成食品的过程中，往往被人为地加入了许多添加剂，例如蛋糕上的奶油图案使用了水、油混匀的乳化剂等合成色素，也就是说加入了非人体所需的化学物质。还有些食品利用防腐剂来抑制腐败变质及抑制细菌、霉菌的繁殖。其中许多添加剂是有严格限量要求的，过量食用会在体内积聚，导致代谢紊乱，影响健康，甚至危及生命。目前国内许多营养学家倡导人类饮食应回到大自然中去，多吃食物，少吃食品。

高纤维食品多吃也有弊

纤维素不属营养素，不能为人体提供能量，但却起着维持人体正常生理机能的作用。如纤维素在肠道内可吸收水分，既可防治便秘，又能减少粪便中的有害致癌物质对肠壁的损害，起到预防肠癌的作用。高纤维膳食可增加胃内物容积，产生饱腹感，对控制体重、防止肥胖很有利。纤维素、果胶可降低血清胆固醇，改善脂质代谢，防治动脉粥样硬化以及心脑血管病的发生。膳食纤维中的木质素可增强巨噬细胞对病菌的吞噬功能，提高机体的抗病能力。

然而，膳食纤维虽然好处很多，但也并非多多益善。纤维素食之过多，也能损害健康。研究表明，纤维素对矿物质有离子交换和吸附作用。食入纤维过多就会影响机体对钙、镁、锌等的吸收和利用，造成这些元素的缺乏，从而不利于健康。对孕妇、儿童、老年人来说，更值得注意。

由此可见，盲目地吃"高纤维食品"是不妥的。一般成人每天纤维素摄入量以 25 ~ 30 克为宜。儿童 7 ~ 10 岁每天纤维素摄入量以 10 ~ 15 克，13 岁以上 20 ~ 25 克。老年人 60 岁每天纤维素摄入量 25 ~ 35 克；70 岁 20 克左右，80 岁以上者 10 克左右。正常情况下，孕妇只要每天适量吃些蔬菜瓜果、粗粮，就可满足人体对纤维素的需求，无须补充高纤维膳食。

酸食除湿

营养专家指出，酸味食物可以杀死菜中的细菌，可预防肠道传染病。夏季出汗多而容易丢失津液，可以适当吃酸味食物，它们的酸味能敛汗止泻，尤其是进入雨季，气候比较潮湿，多吃点酸味食物还能祛湿。另外，酸味食物尤其是酸味水果，一般呈碱性，能补充夏天人体流失的水分，进而起到防暑降温的作用。

酸味食品≠酸性食物

酸味食品并不就是酸性食物，这是在日常生活中经常碰到又极易混淆的两个概念。酸性食物是指食物中磷、氯元素含量较高，在体内经过氧化代谢后，生成带阴离子的酸性物质，如肉、禽、蛋、粮食等。而一些水果（如苹果、橘子、草莓、山楂、酸枣、杏、李子等）和少量蔬菜（如西红柿等），因其中含有大量有机酸，在味觉上呈酸性，这就容易使人们产生一种错觉，误将这类酸味食品当成酸性食物。其实不然，水果、蔬菜中虽然含有各种有机酸（如苹果酸、柠檬酸等），味觉呈酸性，但这些有机酸的人体内经氧化，被分解为二氧化碳和水排出体外。蔬菜、水果中存在的无机元素多为钙、钾、钠、镁等碱性元素。所以，这些食品在生理上并不呈酸性，而是呈碱性。因此酸味食品不一定就是酸性食物，吃酸食也不会造成酸碱不平衡。

"酸碱体质"不是吃出来的

专家指出，人体血液 pH 值的正常范围在 7.35 ~ 7.45 之间，低了偏酸，高了偏碱。但是血液要偏酸，没那么容易——因为人体有强大的酸碱度调节功能。

不少报道称，"酸性体质"是由不健康的饮食和生活习惯造成的。专家指出，血液不可能靠吃、睡就"变酸"。人体有一套调节系统，由三部分组成：作用最强大的是肾脏，它可能通过尿液排掉多余的有机酸；其次，呼吸会帮机体快速排掉很多酸性成分；最后，体液本身就是一个巨大的缓冲系统，酸性食物在发挥"作用"前，就会被机体本身中和掉。"除非这 3 个机制出现问题，否则人的血液不可能偏酸。"

在医学上，如果体液 pH 值低于 7.35，就属于"酸中毒"。而这是严重的疾病，必须治疗。"饮食无法导致酸中毒，更不可能纠正酸中毒。"专家表示，饮食可能对血液酸碱度产生暂时的影响，但这个影响很小，很快就会被人体自我调节过来，不可能导致酸中毒这样的疾病。

餐桌上酸碱食物搭配吃

餐桌上酸碱食物搭配着吃，有利于保持机体酸碱平衡。一般来说，肉类、蛋类、鱼类、糖等为酸性食物，含磷、硫、氯等元素较多，经人体代谢后可产生酸性物质。胡萝卜、海带、莲藕、蒜、黄瓜、茄子、竹笋、土豆、洋葱、花菜、香菇、南瓜、豆类、水果等，含钾、钠、钙、镁等元素较多，在体内代谢过程中会产生碱性物质，属碱性食物。营养专家研究表明，人体每天摄入食物的酸碱比例应该为 2∶8。日常生活中，应注意改善饮食结构，有意识地搭配碱性食物。

剩饭剩菜能不能吃

剩饭剩菜不能吃，是有道理的。剩饭剩菜的营养价值下降，危害身体的亚硝酸盐大量增加。根据测定，过夜的剩饭剩菜中，亚硝酸盐的含量明显高于新鲜的饭菜。甚至新鲜蔬菜在30℃的室温下放置24小时，其亚硝酸盐含量也上升几倍至几十倍。

亚硝酸盐在人体内转化为亚硝胺后，有致畸、致癌作用。亚硝酸盐一般在蔬菜、肉制品中含量为 4 ～ 50 毫克，每日随着粮食、蔬菜、肉、蛋、奶、鸡、鸭、鱼等进入人体，如果每天食入 200 毫克以上，就可使人中毒，严重的还会导致死亡。

那么，剩饭剩菜是否就绝对不能吃了呢？也不是。可以采取既不浪费，又无损于健康的办法，对吃剩的饭菜先加热，热透放凉后放入冰箱，下顿吃时再热透，最好不过夜。

四季吃不同"阳光"使人长寿

春天吃紫光，夏天吃红光，秋天吃绿光，冬天吃蓝光……这样，"人的平均寿命不应低于 280 岁"，这是俄罗斯一位著名生物学家得出的结论。

春天吃"紫光" 春天（2月15日至4月27日）和春夏转换期（4月28日至 5月15日），紫外线和紫色光为主要的光谱射线。应多吃紫色的食物，如甜菜等对人体有益。不宜吃含油脂、动物蛋白之类吸收黄色光和低频射线物质较多的食品。

夏天吃"红光" 在夏天（5月15日至7月27日）和夏秋转换期（7月28日至8月15日），光谱射线为红色光和红外线。在季节转换期为橙黄色光。夏天食物最好吃红色、橙黄色的，比如草莓、苹果、橙子等。宜饮用酸奶、矿泉水、樱桃汁和西红柿汁这样的红色果汁。不宜吃面包、甜食之类富含碳水化合物的食品。

秋天吃"绿光" 在秋天（8月15日至10月27日）和秋冬转换期（10月28日至11月15日），主要光谱射线是黄色光和低频射线，季节转换期是绿色光和超短射线。应以西红柿、柑橘、茄子、蘑菇等略带苦味和酸味的食物为主，尽量不吃动物蛋白。

冬天吃"蓝光" 在冬季（11月15日至来年1月27日）和冬春转换期（1月28日至2月15日），光谱射线为浅蓝色光和伽马射线，季节转换期为蓝色光和X射线。在这段时间，人的血液中尤其不能缺少蓝色色素，即含有铜的血清蛋白。铜的食物来源为小虾、蟹、鱿鱼、动物肝脏、黄瓜和蘑菇。还要饮用大量的水，因为水能保护细胞不受伽马射线的伤害。

专家认为，人要学会像向日葵一样按照地球生物钟来安排自己的生活。

科学的进餐时间

每天吃三顿饭，这种生活方式是不科学的。英国剑桥大学的营养专家根据人体新陈代谢的规律，制定了一个科学的进餐时间。

早餐：7～8点 进行适量的晨练（比如跑步或练瑜伽）后，早7～8点是更佳的吃早餐时间。

加餐：10点 到这个时间大脑工作已经消耗了早餐吃食物提供能量的20%，因此，这个时候需发补充一些低脂肪的碳水化合物，比如香蕉。

午餐：13点 这个时间是人体所剩能量的低点，所以一定要及时进食，可以选择高热量食物。

加餐：14～15点 此时人体中葡萄糖的量降低到午餐后的低点，因此可以吃些坚果、爆米花、干鲜水果等。

晚餐：17～19点 这时要吃一顿正式的晚餐，让身体在接下来数小时的睡觉时间里获得充分的能量，另外这个时间段吃饭也可让食物在睡前充分消化。

加餐：19 ~ 21 点　选择一小块奶酪、香蕉，因为它们能够帮助提高睡眠质量。

不吃早餐易致贫血

调查显示，患贫血的学生，71% 是不吃早餐所致；不吃早餐的学生中，一半左右营养不良。

据专家介绍，相当一部分中小学生，有睡懒觉的喜好，总是一觉醒来就背起书包上学，不吃早饭，还有部分学生每天早餐总习惯吃泡饭，缺少蛋白质、维生素和矿物质，久而久之，体内的免疫力下降，非常直接的反应就是贫血。

此外，早餐起床活动后，如果不进餐或进食低质早餐，体内就没有足够的血糖可供消耗，人体会感到倦怠、疲劳、暴躁、易怒、反应迟钝。胃酸没有食品去中和，就会刺激胃黏膜，导致胃部不适，继而引发胃病。由于空腹时体内胆固醇的饱和度较高，不吃早餐还容易产生胆结石。

早餐不足非常伤人

很多女性朋友因怕自己长胖而不吃或少吃早餐，这样做很不科学并且存在着隐患。

据英国医学专家调查发现，所有20 ~ 30 岁的女性胆结石患者，空腹时间都比同龄正常女性长，其中90% 的患者早晨不吃早餐或只喝少量咖啡、牛奶。经过进一步研究证实，空腹时间过长与胆结石形成有关。因为空腹时胆汁分泌减少，胆汁胆酸的含量随之减少，而胆固醇含量不变，长期这样，胆汁中的胆固醇就会处于饱和状态，从而使胆固醇在胆囊中沉积，形成结晶，这就是胆固醇结石。

什么样的早餐才健康

烧饼油条族　这类早餐的热量高、油脂高，最好少吃，一星期不宜超过一次，而且当天的午、晚餐不要再吃炸、煎、炒的食物。这类早餐缺乏蔬菜，所以在另两餐要多补充。烧饼上撒的芝麻通常无法被咬碎，吞下肚以后，芝麻粘在胃壁上，易造成部分人的胃疼痛，甚至可能造成胃发炎。

面包牛奶族　营养师认为，不论咸或甜，面包油脂含量都不少，而且糖分太多，营养价值不高。同时，糖分太多的早餐，让人的血糖不稳定。早餐的组合中，最好吃复合性的碳水化合物，如全麦面包、燕麦片等。饮品选低脂牛奶或优酪乳比较合适。如准备一些生菜、番茄、小黄瓜夹着吃，营养会更均衡。

清粥小菜族　这类早餐油脂不太高，不过配稀饭的酱菜、豆腐乳营养价值低，而且太咸，钠含量太高。另外，加工食品可能会添加防腐剂，常吃易伤肝、肾。吃稀饭时可以搭配一个荷包蛋或一份瘦肉，素食者则选择吃一块豆腐或豆干、素鸡等豆类制品，摄取蛋白质，豆腐乳和酱菜要少吃。另外加盘炒青菜，这套早餐就很均衡，而且蔬菜中的钾能帮助身体把钠排出体外。

早餐食谱推荐

早餐一：脱脂牛奶一杯、烤全麦面包两片、番茄一个。

早餐二：银耳莲子粥一碗，由低脂乳酪、生菜、面包火腿各一片做成的三明治一份。

早餐三：小馄饨一碗、五香茶叶蛋一个。

每天早餐吃两个鸡蛋，能轻松减肥

科学家发现，那些以荷包蛋、水煮蛋或炒鸡蛋作为早餐的人和其他人相比能够多减去约 2/3 的体重。

早餐吃鸡蛋之所以有助减肥，因为它比其他食品能使人维持更长久的

养生食堂——会吃会喝促健康

"饱"感。所以早餐吃过鸡蛋后，人们接下来吃的食物就会减少。英国肥胖专家说："一顿鸡蛋早餐至少能减轻 24 小时内的能量需求。"

英国食品标准局人员说，尽管鸡蛋中含有胆固醇，但是相比之下，蛋糕、饼干和馅饼里的饱和脂肪对人体更为不利。他们同时提醒，鸡蛋只是健康、均衡饮食的一部分，应尽量保持食物的多样性。

晚餐怎么吃才好

晚餐尽量别吃这些东西 高血压、糖尿病、心脑血管疾病、肝胆疾病等慢性病在近 10 年来呈高发趋势，这与晚餐进食不当有必然的联系。不少家庭的晚餐菜肴丰盛，鸡、鸭、鱼、肉、蛋摆满餐桌，这些多是高蛋白、高脂肪、高能量食物。这种以晚餐补早餐和中餐，片面追求摄入高脂肪、高蛋白食物的习惯，加上运动量不足，难免会为日后的身体健康埋下"定时炸弹"。

晚餐吃好也不难 首先，晚餐少吃睡得香，具体吃多少依每个人的身体状况和个人的需要而定，以自我感觉不饿为度。晚餐千万不能吃饱，更不能过撑。晚餐的时间最好安排在晚上六点左右，尽量不要超过晚上八点。八点之后最好不要再吃任何东西，饮水除外。并且，晚餐后四个小时内不要就寝，这样可使晚上吃的食物充分消化。

其次，晚餐应选择含纤维和碳水化合物多的食物。晚餐时应有两种以上的蔬菜，如凉拌菠菜，既增加维生素又可以提供纤维。面食可适量减少，适当吃些粗粮。可以少量吃一些鱼类。

第三，晚上尽量不要吃水果、甜点、油炸食物，尽量不要喝酒。不少人有晚餐时喝酒的习惯，这种习惯并不利于健康，过多的酒精在夜间会阻碍新陈代谢，因酒精的刺激胃得不到休息，导致睡眠不好。需要特别注意的是晚餐不要食用含钙的食物。比如虾皮、带骨小鱼等一定不要吃，以免引发尿道结石。

用脑过多晚餐更要吃好 很新调查表明，慢性疲劳往往伴有营养失衡和慢性病史。中年人因长期工作劳累过度，营养失衡。这类人群往往缺乏锻炼，疲劳得不到及时缓解，于是积劳成疾，英年早逝多由此而来。其实，只要注意饮食搭配，也可以补充身体的营养。

晚餐不宜吃虾皮

虾皮营养丰富，素有"钙的仓库"之称，虾皮还具有开胃等功效。但需注意的是，正是因为虾皮含钙高，因此不能在晚上吃。因为人体排钙高峰一般在饭后4～5小时，而晚餐食物中含钙过多，或者晚餐时间过晚，甚至睡前吃虾皮，当排钙高峰到来时，人们已经上床睡觉，尿液会潴留在尿路中，不能及时排出体外。这样，尿路中的尿液的钙含量也就不断增加，不断沉积下来，久而久之极易形成尿结石。

晚餐不当胃遭殃

研究表明，如果晚餐吃得过饱、过晚，或夜间食用油炸、煎制、烧烤的食物，都会加重胃负担，对胃黏膜造成不良影响，进而增加患胃癌的风险。这是因为胃黏膜上皮细胞寿命较短，更新速度快，而这一修复再生的过程，大部分是在夜间胃肠道休息时进行的。如果晚餐吃得不当，胃得不到很好的休息，其黏膜修复过程将不可能顺利进行。

另外，入睡前吃大量的食物，不符合人体的生命活动规律，这样既增加胃负担，又影响睡眠，并容易导致肥胖，甚至造成胃黏膜充血、糜烂、溃疡。一旦人体抵抗力下降，很容易导致胃癌。此外，那些油炸、烧烤、煎制、腊制的食品，在其加工过程中会产生一些致癌物质。如果晚间过多食用，致癌物质就会长时间滞留在胃中，更容易对胃黏膜造成不良影响，增加胃癌患病的概率。因此，除非特殊情况，晚餐不宜过晚，吃夜宵不宜待到睡前，且夜晚进食宜选择清淡易消化及刺激性较小的食物。

六种疾病与晚餐不当有关

肥胖症 晚餐过饱，血中糖、氨基酸、脂肪酸浓度就会增高，加上晚上人们活动量小、热量消耗少，多余的热量在胰岛素的作用下合成脂肪，逐渐使人发胖。

高血脂、高血压 晚餐经常进食荤食的人比经常进食素食的人血脂要高 3 ~ 4 倍。而患高血脂、高血压的人，如果晚餐经常进食荤食，会使病情加重或恶化。

糖尿病 中老年人如果长期晚餐过饱，反复刺激胰岛素大量分泌，往往造成胰岛素 B 细胞负担加重，进而衰竭，加重糖尿病。

冠心病 晚餐经常摄入过多热量，可引起血胆固醇增高，过多的胆固醇堆积在血管壁上，久而久之就会诱会动脉硬化和冠心病。

急性胰腺炎 如果晚餐暴饮暴食容易诱发急性胰腺炎。如果胆道有结石嵌顿、蛔虫梗阻、慢性感染等，则更容易诱发急性胰腺炎而猝死。

神经衰弱 晚餐过饱，必然造成胃肠负担加重，紧张工作的信息不断传向大脑，使人失眠、多梦等，久之易引起神经衰弱等疾病。

常吃夜宵害处多

容易生结石 人的排钙高峰期常在进餐后 4 ~ 5 小时，若夜宵过晚，排钙高峰期会在人入睡后到来，尿液不能及时排出体外，致使尿中的钙不断增加，易沉积下来形成小晶体，久而久之，逐渐扩大形成结石。

营养难于消耗 据科学研究，通常吃夜宵时会进食大量的肉、蛋、奶等高蛋白食品，会使尿中的钙量增加，一方面降低体内的钙贮存，诱发儿童佝偻病、青少年近视和中老年骨质疏松症；另一方面，尿中钙浓度高，患尿路结石病的可能性就会大大提高。况且，摄入蛋白质过多，人体吸收不了就会滞留于肠道中，易变质，产生氨、硫化氢等毒素，刺激肠壁，诱发癌症。

胆固醇明显增多　如夜宵多进食高脂肪、高蛋白食物，很容易使人体内血脂突然升高。夜间进食太多，或频繁进食，易导致动脉粥样硬化、冠心病和阳痿等疾病。同时，由于长期夜宵过饱，还易引发糖尿病。这些病症均能影响性功能，导致性衰退。

诱发失眠　夜宵过饱会使胃鼓胀，同时对周围器官造成压迫，胃、肠、肝、胆、胰等器官在餐后紧张工作会传送信息给大脑，引起大脑组织活跃，并扩散到大脑皮层其他部位。这样一来，失眠就在所难免。

要想拥有健康更好的方法是不吃夜宵或少吃夜宵。如晚上确实需补充营养，更佳的选择是食用碳水化合物，即淀粉和糖类，如一片面包、一杯牛奶或清淡稀粥。这类食品会发挥镇静安神的作用，对失眠者尤为有益。

全球公认的十大健康食品

大豆　豆类食品含丰富的优质蛋白质（30%～45%）、不饱和脂肪酸（占大豆脂肪的85%）、钙（426毫克/100克）及B族维生素，因而被誉为"植物肉"。大豆中的豆固醇与畜禽肉等动物性食品不同，可降低血清总胆固醇，使低密度脂蛋白下降。此外，大豆富含钾，对心血管健康有益，还含有丰富的异黄酮，对防治骨质疏松、抑制癌的发生也有良好的作用。

十字花科蔬菜　十字花科蔬菜包括白萝卜、白菜（大白菜）、油菜、荠菜、榨菜、卷心菜和菜花等。其中菜花、卷心菜中含有较多的天然酚类化合物，能增强酶的活性，阻断致癌物的诱发肿瘤作用，减慢肿瘤的生长速度。另外，这些蔬菜中的粗纤维、木质素、大量的维生素C、胡萝卜素以及一些微量元素，都能不同程度上抑制肿瘤的发生和发展。

牛奶（酸奶）　奶类含丰富的优质蛋白质、多种维生素和矿物质，是天然钙质的更好来源（约100毫克/100克鲜奶），并且钙的消化吸收率较高。酸奶营养成分与鲜奶相近，但其中约30%的乳糖被分解，故对于乳糖不耐受症者特别适合。酸奶还可以增加胃内的酸度，增强胃消化酶的活性，抑制肠道大肠杆菌的生长。

鱼类　鱼类具有极高的营养价值，不仅蛋白质含量高，易于消化吸收，而且脂肪中不饱和脂肪酸占 80% 以上，保健功效显著。不饱和脂肪中主要有两种，一种是 DHA，与人的大脑生长发育、视网膜功能关系非常密切；另一种是 EPA，可降低血小板凝集，防止动脉粥样硬化和血栓的形成，并可降低三酰甘油和极低密度脂蛋白（VLDL-C）的水平。

西红柿 除了具有一般蔬菜的营养特点，如含有丰富的维生素、碱性元素、纤维素、果胶外，还富含番茄红素。番茄红素属于类胡萝卜素，是较强的抗氧化剂，抑制脂质过氧化作用比 β-胡萝卜素、维生素 E 强，可改善老年性黄斑变性。调查结果表明，人体血浆中番茄红素的含量越高，冠心病及各种癌症的发病率就越低。

绿茶 绿茶中的茶多酚有很强的清除活性氧与自由基、抑制氧化酶等作用，保护和促进维生素 E、维生素 C、谷胱甘肽等抗氧化剂再生，发挥协同增强的抗氧化作用。因此，绿茶在预防心血管疾病和癌症、抑制病毒、抗细菌毒素、减肥、增强人体生理功能方面都有良好的作用。

黑木耳等菌菇类 从营养价值看，菌菇类食物除含有较多的风味成分，如氨基酸、甾醇类以及 5-鸟苷酸、谷氨酸钠等外，还含有较多的矿物质和维生素。研究发现，黑木耳有抗血小板聚集、降低血凝的作用，可减少血液凝块，防止血栓形成，有助防止动脉硬化症，还具有抑菌抗炎、保肝、调节血脂、降血糖等作用以及抗肿瘤活性。

胡萝卜 胡萝卜是胡萝卜素良好来源之一，其含量顶部比下部高，外围比髓中高，肉厚芯小的胡萝卜含胡萝卜素较多。胡萝卜含挥发油，有促进消化的作用，还可降低血压、抗炎、抗过敏等。

荞麦 荞麦是粮谷类食物，糖类含量（72%）较高，脂肪仅占 2.5%，蛋白质含量较高，达 10.6 克/100 克，其中赖氨酸含量比小麦、大米约高两倍。荞麦含有丰富的亚油酸、柠檬酸，还有较多的纤维素，在防治高血压以及心血管疾病中有良好的作用。

禽蛋 鸡蛋、鸭蛋等禽蛋中除不含维生素 C 外，几乎含人体必需的所有营养素。每 100 克蛋类含蛋白质 12～15 克，氨基酸组成比例尤其适合人体。

这些食品可益智

黄豆能增强记忆力 黄豆含有丰富的卵磷脂，能在人体内释放乙酸胆碱，是脑神经细胞间传递信息的桥梁，对增强记忆力大有裨益。

核桃有益脑细胞生长 核桃含有较多的优质蛋白质和脂肪酸，对脑细胞生长有益。

栗子提高思维的灵敏性 栗子含有丰富的卵磷脂、蛋白质和锌，有助于提高思维的灵敏性。

花生能提高分析能力 花生含有人体所必需的氨基酸，可防止过早衰老和提高智力，促进脑细胞的新陈代谢，保护血管，防止脑功能衰退。

小米能促进睡眠 小米有显著的催眠效果，若睡前半小时适量进食小米粥，可帮助入睡。

糖能提高效率 糖能顺利地通过大脑的各道屏障进入脑组织而被吸收，可提高人的学习和工作效率。

这些食物能降压

香菇 研究证实，香菇可降低血内胆固醇，防止动脉硬化和血管变性，是防止心血管疾病的理想食物。

牛奶 含有羟基、甲基戊二酸，能抑制人体内胆固醇合成酶的活性，从而抑制胆固醇的合成。此外，牛奶中含有较多的钙，也可降低人体对胆固醇的吸收。

生姜 含有一种类似水杨酸的有机化合物，该物质的稀溶液是血液稀释剂和防凝剂，对降血脂、降血压、防止血栓形成有很好的作用。

海带 含有大量的不饱和脂肪酸，能清除附着的血管壁上的胆固醇。海带中的食物纤维，能调节肠胃，促进胆固醇的排泄，控制胆固醇的吸收。海带中钙的含量极为丰富，能降低人体对胆固醇的吸收、降低血压。这三种物质协同作用，降血脂效果极好，有很高的食疗价值。

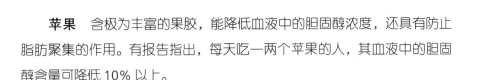

苹果 含极为丰富的果胶，能降低血液中的胆固醇浓度，还具有防止脂肪聚集的作用。有报告指出，每天吃一两个苹果的人，其血液中的胆固醇含量可降低 10% 以上。

这些食物有利心脏健康

美国心脏学会推荐多吃鱼，尤其是鲑鱼、鲭鱼和长鳍金枪鱼之类含脂肪较多的鱼，每周至少吃两次。这些鱼富含 Ω–3 脂肪酸，能减少冠心病风险。

大豆 最近研究人员发现，大豆、豆奶、豆豉之类的豆制品可以降低人体内的总胆固醇含量和低密度脂蛋白含量，同时提高高密度脂蛋白的含量。美国食品和药物管理局允许豆制品生产商在产品包装上声明，每天摄入 25 克大豆蛋白可以减少心脏病风险。

豆类和坚果 哈佛大学公共卫生学院最新调查报告发现，每天吃三分之一杯干豆能使心脏病再次发作的概率减少 38%。杏仁、山核桃和花生都有助于保护心脏，但每天只适合吃一把（大约 42.5 克）。

燕麦 含有的纤维不仅能降低人体内的总胆固醇含量和低密度脂蛋白含量，而且还能降低血压。这两种因素都容易引起心脏病。

大蒜 含有助于降低胆固醇的化合物。研究人员还指出，大蒜有降低血液黏稠度和抗氧化的作用，能防止心脏病发作。

这些食物能预防血栓

生姜 含有姜烯酚、姜烯酮，具有超过阿司匹林的抗凝作用，故有"血液清道夫"之称。它能降低血液黏稠度，减少血小板凝集，起到预防心肌梗死和脑梗死之作用。

洋葱 含有前列腺素 A 成分，能扩张血管、降低血液黏稠度、增加血流量、预防血栓形成。洋葱中所含的另一种成分槲皮酮可抑制血小板凝集，防止血栓形成。

鱼类 除了可以调节血脂外，还可以使血中纤维蛋白原下降，具有抗血栓形成作用。

茶 可以抑制血小板凝集，促进纤溶系统活性，从而防止血栓形成。绿茶中的儿茶素成分，与阿司匹林具有同等抗血小板凝集作用。因此，常饮绿茶不仅具有抗血栓作用，而且有助于稀释血液。

黑木耳 含有氨基酸、甾醇类、鸟苷酸、谷氨酸、矿物质及维生素，还含有肾上腺素等多种抗血栓物质，可以抑制血小板的凝集力，从而预防血栓形成。

辣椒 虽然辣椒促进纤溶系统抗血栓的功能是短暂的，但经常食用辣椒，有利于促进微血栓的清除。

橄榄油 可使血小板粘附性和血小板释放血栓素 A 的作用下降，从而抑制血小板凝集和血栓形成。

蔬菜与水果 含有维生素 C 与膳食纤维，可以抑制血小板凝集，降低血中纤维蛋白原的含量和血液黏稠度，从而避免血栓形成。

这些食物可吃掉胆固醇

玉米 含有丰富的钙、磷、硒和卵磷脂、维生素 E 等元素的玉米可以帮助人体降低血清胆固醇。

苹果 因富含果胶、纤维素和维生素 C，有非常好的降脂作用。如果每天吃两个苹果，坚持一个月，大多数血液中的低密度脂蛋白胆固醇（对心血管有害）会降低。

杏仁 胆固醇水平正常或稍高的人，常吃杏仁可达到降低血液胆固醇并保持心脏健康的目的。

海带 含丰富的牛磺酸，可降低血压及胆汁中的胆固醇；含食物纤维褐藻酸，也可以抑制胆固醇的吸收，促进排泄。

大蒜 能减少肝脏合成胆固醇。

牛奶 含较多的钙质，能抑制体内胆固醇合成酶的活性，也可减少人体对胆固醇的吸收。

茶　　含有咖啡因与茶多酚，经常饮茶，可以防止人体内胆固醇的升高。

胡萝卜　　富含果胶酸钙，它与胆汁酸发生化学反应后从大便中排出。身体要产生胆汁酸势必会动用血液中的胆固醇，从而促使血液中胆固醇的水平降低。

橘子　　含有丰富的维生素 C，多吃可以提高肝脏解毒能力，降低血清胆固醇和血脂的含量。

牡蛎　　富含锌及牛磺酸等，尤其是牛磺酸可促进胆固醇分解。

这些食物能缓解疼痛

偏头痛　　可多吃鲑鱼、沙丁鱼等含较高脂肪的鱼类。人体内的激素类化学物质是引起炎症和偏头痛的重要原因，而高脂肪的鱼类可降低这些物质的生成。患有偏头痛的人最好少吃香肠等加工的肉类，以及少吃味精、红酒、巧克力和柠檬等。

关节痛　　可多吃草莓、橙子、猕猴桃等含维生素 C 比较多的食物，因为维生素 C 可减少关节的磨损，在骨胶原的合成中起到重要作用，而骨胶原是组成软骨和骨骼的重要成分。

痛经　　可多吃亚麻籽。当前列腺素进入人体组织时，子宫会产生反应性痉挛，这是造成痛经的重要因素。痛经的人最好每天吃 1 ～ 2 茶匙亚麻籽油。对于女性来说，生鱼片或奶制品中的一些物质会促使引起疼痛的前列腺素释放，因此也不可以多吃。

胃痛反酸　　可多吃姜。姜可阻止胃酸反流入食管。此外，辛辣或酸味食物也会引起胃痛反酸，肠胃功能不好时，要尽量少吃辛辣酸味食品。

这些食物对抗关节炎

甜椒　　是维生素 B_6 和叶酸的极好来源，这些维生素可以有效缓解关节炎带来的疼痛。

香蕉　　是含钾更丰富的水果，是一种能治疗关节炎的果品。

绿茶 研究显示，绿茶可以有效缓解风湿性关节炎。

三文鱼 除了可以治疗关节炎外，它还可以保护心血管系统。

奶酪 含有丰富的钙质，对骨骼、肌肉和关节组织有良好的保护作用。

这些食物防衰老

日常食物类 主要是指易消化，能增进食欲的低盐、低糖、低脂肪、高蛋白的食物，包括各种豆制品、燕麦片等。

增强体力、精力的食物 包括燕窝、甲鱼、海参、芝麻、干果、蜂蜜等。

防迟钝食物 老年人由于大脑老化而逐渐迟钝，因此有必要在饮食上多加注意。过去一般以为清淡素食最适合老年人。其实这种认识不够准确，因为老年人适当食用含优质蛋白质的肉类，可以维持脑细胞的功能，防止大脑迟钝。这些食物主要包括牛肉、鸡肉、鱼、奶制品等。

防便秘食物 现代人饮食越来越精，精细食物往往纤维素含量较少，容易导致便秘，而长期便秘能加速人的衰老。因此，为了防止便秘、延缓衰老，应多吃全谷食物、新鲜蔬菜、水果等。

美容食物 人的衰老常常在皮肤上表现出来，如皮肤变黑、长老年斑等。多吃胡萝卜、银耳等食物对美容有较好效果。

这些食物抗疲劳

1. 增加碱性食物的摄取量，如鲜鱼蔬菜和水果、菌藻类、奶类等可以中和体内大量的酸性物质（乳酸），以缓解疲劳。

2. 多摄取富含 B 族维生素及微量元素钙、镁等抗压力的营养素的食物，B 族维生素是缓解压力、营养神经的天然解毒剂。缺钙的人总是精疲力竭、神经高度紧张，无法松弛下来，工作产生的疲劳无法获得缓解。

3. 增加些富含 ω–3 脂肪酸的鱼类（尤其是海鱼），如鲭鱼、鲑鱼、银白鱼、青鱼和鲱鱼。

4. 注意摄取含有辅酶 Q 的食物，如鲭鱼、麦麸、芝麻、豆科植物、沙丁鱼、菠菜和花生等，能增强耐力，对于身体内所有的细胞能量的产生是很重要的。

5. 食用一些补气、补血的药膳，如黄芪、党参、人参、西洋参等，以补气虚、减轻疲劳、恢复体力。常用以补助的菜肴有：黄芪桂圆童子鸡、补虚正气粥、归参鳝鱼羹等。

这些食物抗忧郁

深海鱼　研究发现，全世界住在海边的人都比较快乐。这是因为住在海边的人常吃鱼。研究指出，海鱼中 Ω–3 脂肪酸与常用的抗忧郁药如碳酸锂有类似的作用，能阻断神经传导路径、增加血清素的分泌量。

香蕉　含有一种称为生物碱的物质，可以振奋人的精神和提高信心。而且香蕉是色胺酸和维生素 B_6 的来源，这些都可帮助大脑制造血清素。

葡萄柚　葡萄柚里高含量的维生素 C 不仅可以维持红细胞的浓度，使身体有抵抗力，而且维生素 C 也可以抗压。更重要的是，在制造多巴胺、肾上腺素时，维生素 C 是重要成分之一。

全麦面包　碳水化合物可以帮助血清素增加。麻省理工学院的研究人员说："有些人把面食、点心这类食物当作可以吃的抗忧郁剂是科学的。"

菠菜　研究人员发现，缺乏叶酸会导致脑中的血清素减少，导致忧郁情绪，而菠菜是富含叶酸的食物。

樱桃　被西方医生称为天然的阿司匹林。因为樱桃中有一种叫作花青素的物质，能够制造快乐。美国科学家认为，人们在心情不好的时候吃 20 颗樱桃比吃任何药物都有效。

大蒜　虽然会带来不好的口气，却会带来好心情。德国一项针对大蒜的研究发现，焦虑症患者吃了大蒜制剂后，感觉不那么疲倦和焦虑，也更不容易发怒。

南瓜　南瓜之所以和好心情有关，是因为它们富含维生素 B_6 和铁，这两种营养素都能帮助身体所储存的血糖转变成葡萄糖。葡萄糖正是脑部的燃料。

低脂牛奶 纽约西奈山医药中心研究发现，让有经前综合征的妇女吃1000毫克的钙片三个月后，四分之三的人都感到更容易快乐，不容易紧张、暴躁或焦虑了。而在日常生活中，钙的最佳来源是牛奶、酸奶和奶酪。低脂或脱脂的牛奶含有更多的钙。

鸡肉 英国心理学家给参与测试者吃了100微克的硒后，他们普遍反映觉得心情更好。硒的丰富来源就包括鸡肉。

咖啡 能改善抑郁症状，但要在白天饮用，晚上不能喝，以免影响睡眠。

萝卜 有较好的理气化痰的功能，吃了萝卜以后，会出现矢气较多的情况，也就是俗称"顺气"，凉拌、炒食和熬汤都可以。

花茶 像茉莉花茶、玫瑰花泡茶都有比较好的理气作用和改善抑郁症状的功能。可食用的花类几乎都有理气、治疗抑郁的功能，这与花类的芳香气味有关。

橘子和金橘、柚子、柑橘 这类水果都有疏肝理气的功能，经常食用可以改善抑郁状态。用它们的皮做甜羹或泡茶都能抑制抑郁症。

调料 抑郁症患者如果寒冷的症状表现比较明显，可在肉制品中多加料酒、桂皮、花椒、大料，可以升散阳气。

这些食物能顺气

啤酒 人生气时适量饮用啤酒，能顺气开胃、改变人的恼怒情绪。

山楂 长于顺气止痛、化食消积，适宜于生气后造成的胸腹胀满疼痛，对生气导致的心动过速、心律不齐也有一定疗效。

玫瑰花 沏茶时放入几瓣玫瑰花，饮之可顺气，没有喝茶习惯者可以单泡玫瑰花饮之。

金橘 鲜金橘和糖制成的金橘饼疗效胜过橘子，对胸腹胀闷者尤宜。

莲藕 能通气，还能健脾和胃养心安神，属顺气佳品。

橘子　顺气化痰，橘皮的疗效更好，可以泡水代茶饮服。

这些食物能排毒

助肝排毒　肝脏是重要的解毒器官，各种毒素经过肝脏的一系列化学反应后，变成无毒或低毒物质。

排毒食物：①胡萝卜：是有效的排汞食物。②大蒜：大蒜中的特殊成分可以降低体内铅的浓度。③葡萄：可以帮助肝、肠、胃清除体内垃圾，还能增加造血机能。④无花果：可保肝解毒，清热润肠，助消化。

助肾排毒　肾脏是排毒的重要器官，它过滤血液中的毒素和蛋白质分解后产生的废料，并通过尿液排出体外。

排毒食物：①黄瓜：黄瓜的利尿作用是清洁尿道，有助于肾脏排出泌尿系统的毒素，所含的葫芦素、黄瓜酸等还能帮助肺、胃、肝排毒。②樱桃：樱桃是很有价值的天然药食，有助于肾脏排毒。

润肠排毒　肠道可以迅速排除毒素，但是如果消化不良，就会造成毒素停留在肠道。

排毒食物：①魔芋：又名"鬼芋"，是有名的"胃肠清道夫""血液净化剂"，能消除肠壁上的废物。②黑木耳：可吸附残留在人体消化系统内的杂质，清洁血液。③海带：海带中的褐藻酸能减慢肠道吸收放射性元素锶的速度，使锶排出体外，因而具有预防白血病的作用。此外，海带对进入体内的镉也有促排作用。④猪血：有除尘、清肠、通便的作用。⑤苹果：苹果中的半乳糖荃酸有助于排毒，果胶则能避免食物在肠道内腐化。⑥草莓：含有多种有机酸、果胶和矿物质，能清洁肠胃，强固肝脏。⑦蜂蜜：自古就是排毒养颜的佳品，含有多种人体所需氨基酸和维生素。⑧糙米：是清洁大肠的"管道工"，当其通过肠道时会吸收掉许多淤积物，最后将其从体内排除。

排毒食谱上的其他食物　①芹菜：芹菜中含有的丰富纤维，可以过滤体内的废物。②苦瓜：苦味食品一般都具有解毒功能。对苦瓜的研究发现，其中有一种蛋白质能增加免疫细胞活性，清除体内有毒物质。尤其女性，多吃苦瓜还有利经的作用。③绿豆：自古就是极有效的解毒剂，对重金属、农药以及各种食物中毒均有一定防治作用。④茶叶：茶叶中的茶多酚、多糖和维生素C都具有加快体内有毒物质排泄的作用。⑤牛奶和豆制品：所含有的丰富钙质是有用的"毒素搬移工"。

这些食物抗现代污染

海带抗辐射　海带的提取物可减轻同位素、射线对机体免疫功能的损害，并抑制免疫细胞的凋亡，从而具有抗辐射作用。

小米抗噪声　在噪声环境中，人体内的B族维生素消耗量很大，应多食富含B族维生素的食物，如小米、燕麦、玉米等。

血豆腐抗粉尘　猪血、鸡鸭血中的血浆蛋白，经胃酸和消化酶分解后，可产生可解毒、滑肠的物质，并与入侵人体的粉尘、有害金属微粒发生反应，变成不易被人体吸收的物质，从消化道排出体外。

牛奶驱铅　每天早晚饮用牛奶可达到驱铅的目的，因为牛奶所含的蛋白质成分能与体内的铅结合成可溶性化合物，不但阻止人体对铅的吸收，还可促进铅的排泄。

黑木耳抗镉　慢性镉中毒会造成人体肾脏损害，或引起骨骼疾病。黑木耳含有的植物胶质，可吸附通过消化道进入体内的镉，使其排出体外。

这些食物美白皮肤

高维生素C水果　维生素C可说是"永远的美肤圣品"，想拥有健康明亮、不易晒伤老化的皮肤就应多吃高维生素C蔬果。每天吃2～3份水果，其中一样选择高维生素C的番石榴、奇异果、草莓、圣女西红柿或是柑橘类。

黄红色蔬果　红橘黄蔬果、食物及深绿色叶菜、如胡萝卜、芒果、红黄西红柿、木瓜、白薯、南瓜、空心菜等，多半含有大量胡萝卜素及其他的植物化学物质，有助于抗氧、增强皮肤抵抗力。

大豆制品　大豆中的异黄酮素是一种植物性雌激素，不仅能帮助对抗老化，而且还具有抗氧化能力，是女性维持光泽细嫩皮肤不可缺少的一类食物。大豆制品，如豆腐、豆浆（建议不放糖）都是比较好的选择。

热可可　巧克力中含有多种丰富的抗氧化物，适量摄取对皮肤有益。可可纯度愈高的巧克力功效愈好。美国农业部研究发现，在所有巧克力产品中，可可粉含有更多类黄酮和抗氧化物。

茶　美国研究指出，喝绿茶可以让日晒导致皮肤晒伤、松弛和粗糙的过氧化物减少约 1/3。几乎未发酵的绿茶里保有更多儿茶素，半发酵的红茶里则更少。健康人一天可喝 2 ~ 4 杯茶，并依自己身体情况调整，或是不同茶类换着喝。

这些食物可完善人的性格

喋喋不休者　大脑中缺少 B 族维生素，故要多吃粗粮、牛奶加蜂蜜。

易怒者　这种人多因缺钙和 B 族维生素，遇到不顺心的事极易激动。

怕事者　主要缺少维生素 A、C 及 B 族维生素，宜多吃辣椒、笋干、鱼干等。

怕交际者　宜多饮用蜂蜜加果汁，并可饮用少量的酒。

优柔寡断的人　建立以肉类为中心的饮食习惯，同时食用水果、蔬菜。

消极依赖的人　适当节制甜食，多吃含钙和维生素 B_1 的食物。

做事虎头蛇尾的人　这种人通常缺乏维生素 A 和维生素 C。

固执的人　减少肉类食物，但可多吃鱼；蔬菜以绿黄色为主，少吃盐。

焦虑不安的人　多吃富含钙质和 B 族维生素的食品。

恐惧抑郁的人　多吃些柠檬、生菜、土豆、燕麦等。

这些食物可吃掉亚健康

失眠烦躁健忘时　多吃富含钙、磷的食物。含钙多的如大豆、牛奶、鲜橙、牡蛎；含磷多的如菠菜、栗子、葡萄、鸡、土豆、蛋类。

神经敏感时　适宜吃蒸鱼，但要加点绿叶蔬菜，因为蔬菜有安定神经的作用。吃前先躺下休息，也可喝少许葡萄酒，帮助肠胃蠕动。

体瘦虚弱时　适宜吃炖鱼。在吃前最好小睡一会儿。

筋疲力尽时　可在口中嚼些花生、杏仁、腰果、胡桃等干果，对恢复体能有神奇的功效，因为它们含有大量丰富的蛋白质、B族维生素、钙和铁，以及植物性脂肪，却不含胆固醇。此外，蛤蜊汤、青椒肉丝、凉拌蔬菜、芝麻、草莓等食物含有丰富的蛋白质及适度的热量，能保护并强化肝脏，不妨多吃一些。

眼睛疲劳时　可在午餐时点一份鳗鱼，因为鳗鱼含有丰富的维生素A。另外，吃些韭菜炒猪肝也有此功效。

大脑疲劳时　坚果即花生、瓜子、核桃、松子、榛子等"健脑"食品，对健脑、增强记忆力有很好的效果。坚果内还含有特殊的健脑物质如卵磷脂、胆碱等。

压力过大时　当承受强大心理压力时，身体会消耗比平时多8倍的维生素C，所以要尽可能地多摄取富含维生素C的食物，如清炒菜花、菠菜、芝麻、水果等。工作压力大的人，服用维生素C片剂，会获得比较理想的效果。

脾气不好时　钙具有安定情绪的效果，牛奶、乳酸、奶酪等乳制品以及小鱼干等，都含有极其丰富的钙质，有助于消除火气。萝卜适于顺气健胃，对气郁上火生痰者有清热消痰的作用，最好生吃，也可做萝卜汤。啤酒能顺气开胃，改变恼怒情绪，可以适量喝点。

丢三落四时　应补充维生素C及维生素A，富含维生素C及A的食物有辣椒、鱼干、笋干、胡萝卜、牛奶、大枣、田螺、卷心菜等。

养生食堂——会吃会喝促健康

这些食物可预防"情绪中暑"

绿豆　有清热解毒、明目降压、安神等功效。绿豆汤是常用的清暑解毒剂，常喝绿豆汤还可消暑养胃。

西瓜　可缓解中暑、发热、心烦、口渴等状况。但胃寒、腹泻的人不可多吃。

黄瓜　含维生素 A、C 及钙、磷、铁等成分，而且含钾特别丰富。

丝瓜　做汤喝，有消暑解热、利尿、消肿的功效。

苦瓜　有清热解毒、清心消暑、明目降压的作用。据研究，苦瓜含有一种叫"多肽 –P"类似胰岛素的物质，有降糖功效。

木瓜　含蛋白质、B 族维生素、维生素 C 及蛋白酶、脂肪酶等，有清热、解暑、助消化、健脾胃的效果。

草莓　不但好吃，还有药用价值。中医认为它有去火功效，能清暑、解热、除烦。

大豆　在滋阴、去炎的同时还能补充因为高温而大量消耗的蛋白质。

这些食物能消暑

鸭　鸭肉性偏凉，有滋五脏之阳、清虚劳之热、补血行水、养胃生津之功，为夏日之滋补佳品。

瓜　西瓜和冬瓜皆为清暑佳品。冬瓜配瘦肉或鸭肉炖汤食用，既味美，又补虚损、清暑滋阳。西瓜果肉中含有丰富的胡萝卜素和维生素 C，瓜子中含有大量的维生素 E 和微量元素锌和硒等，将西瓜果肉和瓜子打成果汁，就可得到一杯上好的无任何添加剂、无防腐剂的抗氧化饮料。

菌　含有乳酸菌、双歧杆菌的酸奶和大量菌藻类食物，如猴菇菌、榛蘑、牛肝菌、鸡腿菇、香菇、熊掌菇等，可调整体内正常菌群，补充维生素、矿物质和抗氧化物质，全面提升机体抵抗力。

粥　在炎热夏夜喝凉性米粥，如绿豆粥、莲子粥、竹叶粥、冬瓜粥、藕粥等，可滋润干燥的咽喉，又能调剂胃口，有清热解暑、生津止渴、增进食欲之功效。

这些食物能防病健身

防贫血　动物血含有丰富的可溶性铁质成分，能在人体迅速合成血红蛋白。

防中风　土豆富含钾，补钾可避免脑血管破裂，如果每天吃 200 克土豆，患中风的危险会下降 40%。

防心脏病　研究结果显示，每天吃鱼 300 克，患心脏病的危险会降低 50%。

防佝偻病　在所有的食物中，虾皮含钙量名列榜首，且易被人体吸收。儿童常吃虾皮可防止因缺钙而导致的佝偻病。

防痴呆　海带含碘，缺碘易诱发痴呆症。

防癌症　大豆是世界公认的非常具有防癌症作用的食物之一，大豆含有这种特殊物质——异丙酮。许多研究证实，番茄红素能够预防前列腺癌的发生。富含番茄红素的食品还包括西瓜、葡萄柚、番石榴等。

防病菌　大蒜是具有抗菌作用的食物。将蒜瓣捣碎生吃，或者将其拌入食物中，既可增加口感，又可防病健身。

强壮骨骼　绿叶类蔬菜中不仅含有丰富的钙，还含有可以促进钙质吸收的维生素 K 等。它们同样能使骨骼变得坚硬、关节处更富有弹力。

这些食物让人年轻

美国著名科学家佛兰克经过多年研究指出："细胞的健康有赖于核酸。如果核酸充足，就能有效地抗衰老，延长人的寿命。一些人之所以提前衰老或发生各种退化性疾病，大多是由于缺乏核酸引起的。"

佛兰克指出，一个人每天最少应摄取 1 ~ 1.5 克核酸。为此，他提出了以下 7 条建议。

每天吃一种海产品。

每天至少要吃鲜芦笋、胡萝卜、洋葱、韭菜、葱、蘑菇、菠菜、芹菜等蔬菜中的一种。

每天至少喝一碗菜汁或一杯果汁。

每天最少喝 4 杯水。

每周吃一次动物肝脏。

每周吃一次或两次牛肉或饮用牛肉汁。

每周有一次或两次以各种豆类为主食的配菜。

漂亮的牙齿"吃"出来

乳牙龋发生率在我国儿童中高达 80% 以上。医生认为，这主要与"吃"有关。

首先，应限制孩子饮食中的甜食，不要养成吃零食和糖果糕点的习惯。孩子吃糖后数分钟，宜喝少许白开水或用清水漱口。同时应避免婴儿含奶睡觉。

其次，补充足够的营养。让孩子吃蛋白质、钙、磷、维生素 A 和 D 等含量丰富的食物，可促进牙齿发育和坚固。孩子 10 个月、2 岁半和 5 岁时，是牙齿发育的关键时期，应注意适当多吃些牛奶、肉、鱼、豆制品、虾皮、胡萝卜、山楂、菠菜等。

第三，适当吃些含氟食物。含氟的食物有莴苣、海带、海虾等，茶叶中含氟量也比较多。

第四，锻炼孩子牙齿的坚固性。可以有意给孩子吃些较为粗糙或含纤维素较多的蔬菜、水果等。

脾气大吃点啥

中医理论认为，善怒主要与肝有关，主要为肝郁气滞、肝火上炎、脾虚肝乘等三种证候。

肝郁气滞　症状表现为频频叹气、胸胁胀痛或串痛等。肝郁气滞症的病因多是郁闷、精神受到刺激或因精神创伤史所致。

对策：可多吃些具有疏肝理气作用的食物，如芹菜、蓬蒿、西红柿、萝卜、橙子、柚子、柑橘、香橼、佛手等。

肝火上炎　症状表现为睡眠多梦、目赤肿痛、口苦口渴等。病因多为肝气久郁，或吸烟喝酒过度，或因过食甘肥辛辣之物所致。

对策：适量多吃清肝泻热的食物，如苦瓜、苦菜、西红柿、绿豆、绿豆芽、黄豆芽、芹菜、白菜、卷心菜、金针菜、油菜、丝瓜、李子、青梅、山楂及柑橘等。

脾虚肝乘　症状表现为身倦乏力、食少腹胀、两胁胀痛、大便稀溏等。病因多是由于脾气虚弱，肝气太盛，影响脾的运行功能所致。

对策：应多吃一些有健脾益气功效的食物，如扁豆、高粱米、薏米、荞麦、栗子、莲子、芡实、山药、大枣、胡萝卜、卷心菜、南瓜、柑橘、橙子等食物。

九种食品对症吃

感冒和大蒜　如果发现感冒前兆，赶紧吃一些大蒜会将没有完全发作的病毒扼杀在摇篮里。这是因为大蒜中含有丰富的抗病毒成分，会增强身体的免疫力。

牙痛和茶　茶水中含有丰富的氟和茶多酚等成分，可以达到防龋固齿的功效。因此，饭后用茶水漱口可以保持口腔卫生。另外，茶叶中的糖、果胶等成分与唾液发生化学反应滋润了口腔的同时，还增强了口腔的自洁能力。

脱发和牛排　科学证明，经常吃瘦牛肉的人即使不能完全解决脱发问题，至少可以延缓这一天的到来。

牙出血和葡萄柚　牙龈发炎是体内缺乏维生素 C 的症状。这时吃一些葡萄柚、柠檬、猕猴桃等含维生素 C 丰富的水果都会很有帮助。

心脏病和苹果汁　美国加利福尼亚大学的研究发现：常喝苹果汁会降

低心脏病的患病率。这是因为苹果汁中的抗氧化剂有利于心脏的健康运转。

四肢乏力和香蕉　运动时身体排出大量汗液，身体中很多矿物质也随着汗水排出体外，主要是钾和钠两种元素，导致四肢乏力。身体中钠的"库存"量相对较大，因此运动后更要及时补充含有丰富钾元素的食品。补充钾理想的选择就是香蕉。

醉酒和西红柿　醉酒会造成体内的钾、钙、钠等元素的大量流失。醉酒呕吐后一定要及时补充钾、钙、钠等养分。最简单易行的办法就是喝些西红柿汁，因为西红柿汁中丰富的钾、钙、钠成分刚好补充了体内流失元素的不足。

高血压和橘子汁　如果饮食中钾和钙的含量增加，血压就会自然降低。而橘子汁里恰恰含有丰富的钙、钾和维生素 C。有试验表明，血液中含充足维生素 C 的人，死于心脏病的可能性要小得多。

哮喘和鱼　新的研究发现，多吃鱼类可以润肺、补肺，从而缓解哮喘病的症状。这是因为鱼肉中含有丰富的镁元素。另外，在绿色蔬菜中，菠菜也有同样的功效。

被人忽视的第七大营养素

现代医学研究证明，现代人"营养过剩性疾病"的发生与膳食纤维缺乏有着重要的关联。

被人忽视的第七大营养素——膳食纤维共分为两种，一种是不可溶性膳食纤维，不溶于水，主要存在于麦麸、全麦和米糠中，能起到促进肠胃蠕动的作用；另一种是可溶性膳食纤维，溶于水，主要存在于各类水果、蔬菜，尤其是燕麦、豆类、海藻、苹果中，可降低胆固醇、保护心脏。营养学家就发现，多食用富含纤维类的食物，可起到预防冠心病、糖尿病等慢性疾病的作用，从此膳食纤维正式被确定为除蛋白质、脂肪、碳水化合物、维生素、矿物质和水"六大营养素"以外的第七大营养素。

缺乏膳食纤维引发多种疾病　便秘已经成为现代生活中的一种常见病，这是缺乏膳食纤维一个特别常见的表现。千万不要小看便秘，它的直接结果就是让食物中的能量物质吸收增加，同时，有毒、有害物质对肠壁作用的时间延长。前者是导致肥胖的重要原因，后者则可能引发高血压、高血脂、糖尿病、癌症等多种疾病。

合理饮食才能补足膳食纤维　为达到足够的膳食纤维入量，营养学家提出了具体的措施，比如一天一碗燕麦粥等。一般说来，成年人每天吃300克粮食、400克蔬菜（一半以上的叶菜）、100克水果和50克豆制品，摄入的膳食纤维总量就能基本满足健康的需求。我国居民大多以植物性食品为主、荤素搭配的方式进餐，这是一种良好的膳食习惯。在正常情况下，只要每日坚持适当搭配食用一些粗杂粮、豆类、新鲜蔬菜、水果等，就不会缺乏膳食纤维。

儿童饮食六不宜

不宜多吃糖　因为糖由淀粉转化而来，淀粉在加工成糖的过程中，维生素 B_1 几乎全部被破坏。糖在人体代谢过程中产生丙酮酸，因没有足够的维生素 B_1 参与，会大量堆积在血中，刺激中枢神经系统，产生食欲减低和疲乏。此外，糖吃多了，口腔中的一些细菌可以利用蔗糖合成多糖，促使乳酸杆菌大量繁殖，产生有机酸，直接作用于牙齿，可使牙齿脱钙、软化，牙齿结构受到破坏，就容易产生龋齿。

不宜多吃彩色食品　各种彩色食品所用的合成色素是从石油或煤焦油中提炼出来的，有一定的毒性。虽然偶尔食入不会有大影响，但经常食用，就会干扰体内正常代谢。此外，儿童体内各器官组织比较脆弱，对化学物质较敏感，如过多食用合成色素，会引起多动症及泌尿道结石。

不宜多吃橘子　橘子所含胡萝卜素在肝脏内会转变成维生素 A，但过多食用，小儿肝脏内不能及时转化，胡萝卜素就会随着血液循环遍及全身。因此，橘子吃多了就会发生胡萝卜血症，出现手、足掌皮肤黄染，伴有食欲不振、呕吐、全身乏力等症状，有时会被疑为肝炎。有的孩子吃橘子过多还会有"上火"的表现，如口角炎、牙龈炎、舌炎、便秘等症状。

不宜用水果代替蔬菜　蔬菜不完全等于水果，蔬菜中含有大量的纤维素、矿物质及维生素，是维持生命必不可缺少的物质。任何一种食品都不能满足人体的需要，只有同时吃各种食物才能摄取到各种营养素，以达到平衡营养的目的。

不宜喝成人饮料 成人常喝的饮料对小儿不一定适合，如咖啡、可乐中含有咖啡因，对小儿中枢神经系统有兴奋作用，会影响脑的发育。各种类型的酒不适合儿童，因酒可刺激小儿娇嫩的胃肠黏膜，影响消化功能，同时还会影响肝功能。虽然茶含有丰富的维生素和微量元素，对人体有益，但小儿对茶碱十分敏感，可发生兴奋、心悸、睡眠不安、多尿等副作用。此外，茶叶中含有鞣质，影响铁的吸收，可致贫血。汽水中含有小苏打，可中和胃酸，不利于消化，也不适合小儿饮用。

不宜吃低脂饮食 美国一项研究表明，低脂饮食对儿童生长和智力发育都不利。脂肪是人体必需的主要营养成分，在婴幼儿和儿童时期有着极为重要的作用。让成人害怕的胆固醇在年幼时期是神经系统发育必需的营养，如果长期缺乏会影响孩子智力发育。脂肪是人体吸收脂溶性维生素的必要条件，低脂饮食会导致孩子维生素缺乏，影响健康。儿童对脂肪的需要量比成人多，所以在安排孩子饮食时不要刻意限制脂肪，要保持营养均衡。

儿童食品消费误区

误区一：高热量为主，营养成分单一膨化食品，因其口味鲜美而受儿童喜爱。这些高热量的食品，大多无法达到综合性营养指标的要求，经常食用会影响儿童的正常食欲，引起平衡失调。

误区二：食品中的添加剂未引起重视。"三精"（糖精、香精、食用色精）在食品使用中即使符合国家标准，但食之过量也会引起不少副作用。

误区三：分不清食品的成分和功能奶乳制品，不少家长在选购时分不清乳酸饮料与乳酸菌类饮料的区别，其实两者的适用对象是不一样。选择不当，会引起肠胃不适等症状。

误区四：过分迷信洋食品。从有关部门的抽检可看出，进口的儿童食品也并非完美。如今的国产儿童食品，从质量和包装上来看，有不少已达到标准，因而不能迷信"洋"字。

未满 3 岁别吃巧克力

巧克力是一种高热量食品，但其中蛋白质含量偏低，脂肪含量偏高，营养成分的比例不符合儿童生长发育的需要。在饭前过量吃巧克力会产生饱腹感，因而影响食欲，使正常的生活规律和进餐习惯被打乱，影响儿童的身体健康。巧克力含脂肪多，不含能刺激胃肠正常蠕动的纤维素，因而影响胃肠道的消化吸收功能。再者，巧克力中含有使神经系统兴奋的物质，会使儿童不易入睡和哭闹不安。多吃巧克力还会使肠道气体增多而导致腹痛。

10 岁以下儿童慎食新鲜蚕豆

专家介绍，某些孩子在吃了蚕豆后，全身皮肤会发黄，出现黄疸和血红蛋白尿（尿色加深），因而取名为"蚕豆黄"。其原因是这些孩子的红细胞内缺乏一种"葡萄糖 –6– 磷酸脱氢酶"的物质。当这些孩子吃了蚕豆后就容易发生溶血而出现黄疸，造成严重贫血。

专家说，"蚕豆黄"病以 10 岁内小儿、男孩多见，常见于蚕豆成熟季节多发，一般在吃后 24 ~ 48 小时内出现急性血管内溶血。严重者可出现昏迷、休克、肾功能衰竭。如不及时治疗，发病一到两天内可危及生命。因此专家提醒，尽量不要给年龄太小的婴幼儿食用蚕豆，即使食用，也应该完全煮烂后食用。如果小儿食用后出现皮肤发黄、尿色加深、精神欠佳，就要及时带孩子到医院救治，以免危及患儿生命。

孩子常吃快餐易患哮喘

英国和沙特阿拉伯科学家对沙特儿童的饮食习惯和哮喘发病率进行研

究，结果发现，蔬菜、牛奶、维生素 E 和矿物质摄入不足的孩子，哮喘发病率特别高。蔬菜和维生素 E 摄入少的孩子，发病率比其他孩子高出 2 ~ 3 倍。调查表明，经常吃西式快餐的城市孩子，经研究也发现哮喘病率急剧增加，与"垃圾食品"吃得太多、新鲜水果和蔬菜摄入量减少有关。

多吃蔬菜能稳定孩子情绪

专家发现，不喜欢吃蔬菜的儿童往往会出现情绪不稳定。分析表明，各种新鲜蔬菜中含有的矿物元素钾，能镇静神经、安定情绪。相反，动物性食物和食盐、味精之中的钠，会使神经兴奋。平时不喜欢吃蔬菜的孩子，通常无法摄取足够的钾，因此，多余的钠无法完全排出，残留在体内，变成导致情绪不稳定的潜在因素。

不同体质儿童，水果应有选择

从中医营养角度说，每种水果都有其"寒、热、温、凉"的属性，不同体质的儿童吃水果应注意选择。

气虚、脾虚　气虚、脾虚的儿童少吃西瓜、香瓜、芒果、梨和香蕉等凉性的水果。气虚，一般是指体弱；而脾虚，是说消化系统功能较差、肠蠕动慢。这类儿童吃寒凉的水果，会降低肠蠕胃蠕动，使肌肉无力，吃多会因为消化不良而导致腹胀。如果想吃凉性水果，可在午饭后、晚饭前少吃一点，不可过量。

虚寒体质　此类体质的儿童可多吃荔枝、桂圆、桃、番石榴、榴莲、杏等温热水果。而正在发烧或某个身体器官正在发炎的儿童，要尽量避免食用此类温性水果。桂圆偏热，有高血压、心脏病的儿童空腹不要贪嘴。

易感儿　多吃些颜色深的水果可以起到预防伤风感冒的作用。芒果、黄杏、黄桃、枣、山楂、橘子、猕猴桃等深色水果的维生素 C 含量都比较高，维生素 C 对于抗感冒、增加身体抵抗力能起到很大作用。

豆腐干等适合作学生零食

中小学生平时选择零食时，应选择营养价值高、含糖少、含脂肪少的零食，对于太咸或腌制、油炸、烧烤的食物不宜多食。而奶制品或牛奶、酸奶等，含钙、蛋白质丰富，有利于骨骼和牙齿及全身的健康。此外还有豆腐干、牛肉干等，这些零食对人体都有好处。

不当饮食会引发孩子性早熟

相关研究发现，性早熟与饮食关系密切。

经常吃含有冬虫夏草、人参、桂圆干、荔枝干、黄芪、沙参等滋补药膳，容易改变孩子正常的内分泌环境。因此，生长发育正常的孩子不宜常吃补品。

由于饲料中含有促生长物质，禽肉，尤其是腺体集中的禽颈，也会含有这类物质，如果过多食用，就可能导致孩子性早熟。

再就是反季节蔬菜和水果。冬季的草莓、葡萄、西瓜、西红柿等，春末上市的梨、苹果、橙和桃，几乎都是在"催熟剂"的帮助下提前成熟的。吃这类果蔬同样可以"催熟"孩子。

油炸类食品，特别是炸鸡、炸薯条和炸薯片，过高的热量会在儿童体内转变为多余的脂肪，导致儿童发胖，而发胖可引发内分泌紊乱，导致性早熟。每周光顾洋快餐店两次以上，并经常食用油炸类食品的儿童，性早熟的可能性是普通儿童的 2.5 倍。

市场上很多标榜能"长高长壮"的补剂和口服液，相当一部分含有激素。在激素的作用下，短期内确实可以使孩子在五六岁时长得比同龄儿童高大壮实，但会导致孩子提前进入性成熟期，骨骺提前闭合，最终身高反而不及其他孩子。

适合女性的健康食品

番木瓜　妇女更容易患胆囊炎，是因为雌激素会使得胆固醇更多地聚集在胆汁中，胆汁和胆固醇高度中和，容易形成胆结石。番木瓜这种热带水果所含的维生素 C 是橙子的 2 倍，维生素 C 可以抵御胆囊病。一个中等大小的番木瓜（大约 300 克），含有 188 毫克的维生素 C，是人体补充维生素 C 的优质来源。

亚麻子　面包师经常用这种坚果的种子来增加食物的香味和美感。科学家认为，这种小小的棕色种子里富含一种雌激素的化合物，能有效防止乳腺癌。

豆腐　摄入豆类蛋白量高的食物能够降低胆固醇，还能将妇女更年期的潮热反应减少到最低程度，同时能使骨骼健壮。因为在豆类里起化学反应的黄酮素与雌激素的结构相近，每天摄入 50 ～ 76 毫克黄酮素能减轻更年期潮热反应，而一小块豆腐就含有 25 ～ 35 毫克黄酮素。

牛肉　由于妇女一生中有很长的月经期，这使得她们比男人更容易贫血。血液含铁量低，会引起严重的疲劳。要想获得足够的铁，吃牛肉是一种好办法：100 克生牛肉里至少有 3 毫克铁，另外牛肉的脂肪含量低，既增加能量又控制体重。

甘蓝叶　这种不起眼的蔬菜能帮助人体远离骨质疏松症，此症是老年妇女容易患的一种疾病。除了能从甘蓝叶中摄取到大量的钙、维生素 D 外，还能摄取维生素 K，维生素 K 对骨头有很强的保护作用。

优质肉食　鹅、鸭脂肪虽不少于畜肉类，但其化学结构因接近橄榄油，不仅无害且有益于心脏。鸡肉为"蛋白质的优质来源"。此外，兔肉具有美容减肥的功效。

优质汤食　鸡汤除向人体提供大量的优质养分外，当人因血压低而无精打采或精神抑郁时，鸡汤还可使疲劳感与坏情绪一扫而光。另外，鸡汤特别是母鸡汤还有防治感冒与支气管炎的作用。

优质护脑食物　优质护脑食物有菠菜、韭菜、南瓜、葱、椰菜、菜椒、番茄、胡萝卜、小青菜、蒜苗、芹菜，以及核桃、花生、开心果、松子、杏仁、大豆等干果类食品。

优质纠酸食物　海带享有"碱性食物之冠"的美称，故每周应吃3～4次海带，才可保持血液的正常碱度而防病强体。

优质零食　话梅、葡萄干等零食不仅富含多种维生素和微量元素，而且其鲜味与营养能长期保存，热量比较低。

吃早餐的姑娘苗条

美国一项对 2400 个女孩进行长达 10 年的追踪观察结果表明，按时进早餐，特别在早餐中进食谷类食品的女孩，要比不吃早餐的女孩苗条。

研究表明，按时进早餐，而且早餐包括谷类食品的女孩，其平均体重指数要低于不进早餐的女孩。专家认为，其原因是在谷类食品中含有膳食纤维，这些纤维能帮助人体排出多余的能量，所以，在早餐中食用谷物的女孩的体重指数会比较低。

调查还发现这样一个规律：用早餐的女孩随着年龄增长，午餐的用量有所下降；而不用早餐的女孩，则喜欢在每天的中、晚餐寻求脂肪含量高的食物。

麦片作早餐，身材更苗条

一项新的研究表明，喜欢以麦片作早餐的女性与选择其他早餐食品或干脆不吃早饭的女性相比，前者体重轻于后者的概率比较高。目前尚不清楚麦片是否对体重控制有直接作用，但研究者认为，很多盒装麦片里富含的纤维、维生素和矿物质成分可能有一定功劳。

研究者指出，与吃其他早餐者相比，麦片爱好者摄入的纤维更多，脂肪更少——这种营养摄取模式通常被认为有助于控制体重。他们认为，矿物质也有助于控制脂肪，因此倒入麦片中的牛奶和麦片本身所含的钙可能也很重要。

不吃早餐影响女性容貌

波兰美容专家的一项研究发现，不吃早餐和吸烟、酗酒、通宵赌博等恶习一样，也会严重影响女性的美貌。

首先，和她们"不吃早餐为减肥"的初衷相反，她们的午餐往往会过量，由此反而更可能导致发胖。

其次，由于整个上午胃中没有食物中和胃酸，胃黏膜便会遭到过度的刺激，长此以往就有可能引起胃炎和胃溃疡，加上中午时分的过量进食，还会人为地加重肠胃等消化器官的负担，并引起程度不等的消化不良，最后，贫血、营养不良症等便可能乘虚而入。这不仅严重损害健康，而且还容易使女性的肤色呈难看的灰白或蜡黄。

再次，不吃早餐可能加速衰老。整个上午腹中空空，人体只能动用体内贮存的糖原和蛋白质，久而久之就会导致皮肤干燥、起皱、起斑等，迅速显出老相。

想留住美丽，女人要把握"食"机

女性在不同年龄段应针对不同情况，食用不同的食物，这样才能收到更好的效果。

15 ～ 25 岁 这一时期正是女性月经来潮、生殖器官发育成熟时期，随着卵巢的发育和激素的产生，皮脂腺分泌物也会增加，因此，要使皮肤光洁红润而富有弹性，就必须摄取足够的蛋白质、脂肪酸及多种维生素，如白菜、韭菜、豆芽、瘦肉、豆类等。同时，注意少吃盐、多喝水。这样既可防止皮肤干燥，又可使尿液增多，有助于脂质代谢，减少面部渗出的油脂。

25～30岁 此时，女性额及眼下会逐渐出现皱纹，皮下的油脂腺分泌减少，皮肤光泽感减弱，粗糙感增强。所以在饮食方面，除了坚持吃淡食、多饮水的良好饮食习惯外，要特别多吃富含维生素 C 和 B 族维生素的食品，如荠菜、胡萝卜、西红柿、黄瓜、豌豆、木耳、牛奶等。

30～40岁 此时女性的内分泌和卵巢功能逐渐减弱，皮肤易干燥，眼尾开始出现鱼尾纹，下巴肌肉开始松弛，笑纹更明显，这主要是体内缺乏水分和维生素的缘故。因此，这一时期要坚持多喝水，最好早上起床后饮一杯（200～300毫升）凉开水。饮食中除坚持多吃富含维生素的新鲜蔬菜瓜果外，还要注意补充富含胶原蛋白的动物蛋白质，可吃些猪蹄、肉皮、鱼、瘦肉等。

40～50岁 女性进入更年期，卵巢功能减退，脑垂体前叶功能一时性亢进，致使植物神经功能紊乱而易于激动或忧郁，眼睑容易出现黑晕，皮肤干燥而少光泽。在饮食上的补救方法是，多吃一些可促进胆固醇排泄、补气养血、延缓面部皮肤衰老的食品，如玉米、红薯、蘑菇、柠檬、核桃，以及富含维生素 E 的卷心菜、花菜、花生油等。

60岁以上 这一时期的女性已进入老年期，对铁、钙的需求较多，所以，一日三餐中应该多吃一些这样的食品，如苋菜、番茄、柑橘、牛奶、黄豆、鸡蛋、萝卜等。如想避免出现老年斑，要多吃些黄豆、核桃、芝麻、玉米、莴笋。

有利女性补血的食物

黑豆 我国古时向来认为吃豆有益，尤其是黑豆可以生血、乌发。

发菜 发菜色黑似头发，质地较发粗而滑，内含铁质，所以能补血，常吃能使头发乌黑，可用发菜煮汤做菜，作为补血之用。

胡萝卜 含有一种特别的营养素——胡萝卜素，胡萝卜素对补血极有益。

面筋 面筋的铁质含量相当丰富，是一种值得提倡的美味食品。

菠菜 是一种极佳的补血蔬菜，富含铁质。

龙眼肉　龙眼肉所含铁质丰富而且还含有 B 族维生素、葡萄糖、蔗糖等，能治疗健忘、心悸、神经衰弱之不眠症，产后妇女食用龙眼汤、龙眼胶可起到很好的补血作用。其他含有铁质的果实有葡萄干、李子干、杏子干、桃子干。

女性吃太少，"毛病"会很多

脱发　如果过分节食，头发则缺乏充足的营养补给，其中包括缺少铁的摄入，便会枯黄无光泽，最后导致大量脱发。

骨质疏松　体瘦的女性髋骨骨折发生率比标准体重的女性高一倍以上，这是因为身材过瘦的人体内雌性激素水准不足，影响钙与骨结合，无法维持正常的骨密度，因此容易出现骨质疏松，发生骨折。

胃下垂　以饥饿法减肥的女性常常感觉食欲不振、胀气、胀痛，这都有可能是胃下垂的征兆，在餐后站立或劳累时症状加重。胃下垂严重时还伴有肝、肾、结肠等内脏下垂的现象。

贫血　营养摄入不均衡使得铁、叶酸、维生素 B_{12} 等造血物质摄入不足，因此肠胃运动较慢，胃酸分泌较少，影响营养物质吸收。这些都是造成贫血的主要原因。

记忆衰退　大脑工作主要动力来源于脂肪。吃得过少，体内脂肪摄入量和存贮量不足，机体营养匮乏，使脑细胞严重受损，直接影响记忆力，变得越来越健忘。

女性如何节食

美国膳食营养学会公布的确定饮食标准的十条参考意见，可供广大讲究节食减肥的女性参考。

1. 每天膳食构成的比例大致应为瘦肉 2 份、蔬菜和水果 4 份、碳水化合物 4 份。

2. 每天吃四杯乳制品或含有丰富钙质的食品，鱼类或蔬菜瓜果均可。

3.每天所需的热量一半应来自碳水化合物，如粗面食品、豆类、蔬菜、硬壳果等。

4.每天吃的脂肪量不超过当天摄入总热量的三分之一。吃的脂肪应多样化，包括饱和和不饱和脂肪酸。

5.多吃各种含有大量粗纤维的食物，如带皮的新鲜水果、蔬菜、粗面和麦麸。

6.食物要含有丰富的铁质。

7.少吃人造黄油，炒菜少放油，少吃甜点心。

8.除非有特殊需要，不要每天吃维生素和矿物质药片。

9.计算一下自己每天大体上要吃进多少热量的食物，不要吃得太多。一般说，每天每斤（500克）体重需补充10千卡热量。不要养成不吃早饭或不吃其他正餐的习惯。

10.少吃盐，不抽烟，少喝酒。

做到以上各点，不但身体好，而且会增强抵抗骨质疏松症、月经病和癌症的能力。

女性应多吃"红皮"水果

新加坡研究人员发现，红苹果和红辣椒等"红皮"水果和蔬菜对乳腺癌等肿瘤疾病有防治作用。

实验证明，"红皮"瓜果蔬菜中所含的某些植物化学成分，可以有效遏制肿瘤细胞中蛋白质的生长，同时还能降低肿瘤细胞对雌激素的反应能力。除了红苹果和红辣椒，洋葱、紫葡萄等也含有该植物化学成分。

女性吃全麦食品可缓解经前不适

女性在月经期前常会因激素的变化而出现乳房肿胀、情绪消沉、疲劳、头疼、失眠等症状。专家介绍了几条简便可行的方法来克服这些经前不适症状。

女性爱吃零食，如薯片或饼干等，这些食品中的盐分会使症状加重。因此，经前期要尽量少吃含盐分较高的快餐和点心，最好用富含碳水化合物的食物来替代这些零食，比如全麦食品、水果、蔬菜等。碳水化合物有助于改善焦虑、紧张、忧郁等不良情绪，其中以全麦食品的效果更明显。

　　此外，咖啡、茶、巧克力以及某些含有苏打的食物，都含有咖啡因，而咖啡因和一些经前期症状有关。咖啡因的摄入量越少，经前期症状越轻。因此，女性在月经期，也要尽量少吃这些食物。

吃不好饭影响月经

　　美国研究人员在新出版的《国际进食障碍杂志》上报告说，他们对1705 名妇女进行跟踪调查后发现，饮食不规律与月经失调存在密切联系。

　　在月经不正常的妇女中，多数人要么患有厌食症，要么经常饥一顿饱一顿；在患有厌食症的妇女中，有近 80% 的人出现连续 3 个月的停经现象。负责此项研究的妇科专家说，月经不正常容易增加妇女患骨质疏松症的风险，并可能影响生育能力，因此，经期女性应该保持良好的饮食习惯。

妇女经期宜多吃的食物

　　月经期除了避免过分劳累，保持适当休息，保持精神愉快外，在饮食方面应注意调理，多吃些有利月经期保健的食物。

　　1. 适当多吃些温补食物，尤其是在冬天可多吃些牛肉、鸡肉、桂圆等温补食物。祖国医学认为，血得热则行，得寒则滞。月经期，饮食以烧热、温热食用为宜，忌吃冷食品，否则易造成经血过少，甚至痛经。

　　2. 多吃含铁丰富又利于吸收的食物。一般妇女每次月经期失血为30 ~ 100 毫升，每毫升含铁 0.5 毫克，即每次月经要损失铁 15 ~ 30 毫克。铁是人体必需的微量元素之一，它不仅参与血红蛋白（血色素）及很多重要酶的合成，而且对免疫、智力、抗衰老、能量代谢等都发挥着重要作用。科学研究显示，鱼、各种动物肝、瘦肉、各种动物血、蛋黄等动物类食物含铁丰富，生物活动性较大，容易被人体吸收利用。

3. 多吃些新鲜的水果和蔬菜。因为水果蔬菜含有丰富的维生素和微量元素，可增强人体的抵抗力，减轻经期劳动后引起的疲劳。少吃或不吃油炸、酸辣等刺激性较大的食物。

七种食物月经来时要少吃

月经过多的女性，每次月经都会使血液的主要成分血浆蛋白、钾、铁、钙、镁等流失。

因此，在此期间，更应该注意饮食的调节，为身体补充充足营养，同时，也要注意避免过量食用一些食物。

含咖啡因的饮料　咖啡因会使乳房胀痛，引起焦虑、易怒、情绪不稳，同时消耗体内储存的 B 族维生素，破坏碳水化合物的新陈代谢。

乳酪类食物　过食乳酪可能诱发痛经。过食牛奶、起司、奶油、酵母乳、鸡蛋等食物会破坏镁的吸收，引起痛经。

巧克力　巧克力会造成情绪不稳与嗜糖，除了会发胖之外，也会消耗体内的 B 族维生素。

糖　糖会消耗身体内 B 族维生素与矿物质，并使人的肠胃更爱吃糖类食物。

酒　酒会消耗身体内 B 族维生素与矿物质，过多的酒会破坏碳水化合物的新陈代谢及产生过多的动情激素。

高脂食品　牛、猪与羊肉是高脂食品，食用过多会大量消耗体内矿物质。

高钠食物　高钠食物会造成水肿与乳房胀痛。

女性更年期不能光吃素

有关专家提醒，素食虽然有很多好处，但对处于更年期的女性却不适合，因为这样非常容易导致骨质疏松。

女性进入更年期以后，由于卵巢萎缩，雌性激素的分泌量减少，再加上活动量的减少，身体特别容易发胖，也非常容易出现血脂异常、高血压以及冠心病等。考虑到这种情况，更年期的女性就会很自然地想通过控制肉类的摄入量来避免身体发胖以及各种慢性疾病。这种想法虽然有一定道理，但是控制饮食主要是指均衡营养，而不是简单的摒弃肉食。

人体所需的营养包括糖、蛋白质、维生素、脂肪、微量元素等，单一的素食很难满足这方面的需求。女性在进入更年期以后，如果完全选择了素食，便会破坏人体营养结构的均衡，会减少身体对维生素 D 的摄入量，导致维生素 D 的缺乏。而维生素 D 一旦缺乏，便会直接影响到肠道对钙的吸收，导致女性骨质疏松。

因此，处于更年期的女性朋友应该多补充维生素 D 和含钙的食物。维生素 D 的补充，主要以摄入肉食为主，可以多食一些动物的肝脏等。钙的补充，可以多食用一些奶制品和豆制品等。

男人与饮食

少食"厚味" 厚味即肥腻食品，肥腻食物易伤脾胃。脾胃是精气的源泉，脾胃受损伤，精气就不足，就难以保证性活动的体力。另外，过食肥腻之食，可产生湿热，引起遗精早泄和阳痿。但是，少食厚味不是不吃动物脂肪，人体中的雌、雄激素均由体内胆固醇转化而来。长期素食，可使性激素分泌减少，导致性功能减退。

多吃有利于性保健的食品 富含锌的食物对精子的产生、数量及成活率有着重要的影响，缺锌可以引起男子输精管萎缩，睾丸、附睾、前列腺发育迟缓，睾丸上皮细胞萎缩。据研究，每人每日摄入锌最低量应是 15 毫克以上。因而有意识地多吃些含锌多的食物，对男子汉是有益的。在食品中，牡蛎含锌量较高，每 100 克含量高达 100 毫克，国外将之誉为"男子汉食品"。此外，牛肉、鸡肉、猪肉、鸡肝、蛋类及花生等都含锌，可适当多吃些。

富含精氨酸的食物是人体制造精子的原料之一，精氨酸含量最丰富的为冻豆腐，每100克含4.11克，其次如豆腐皮、花生、核桃、大豆、芝麻、紫菜、豌豆等含量也较多。

富含钙的食物可刺激精子成熟。实验证明，钙可以激活公牛附睾内非活动精子，可提高受孕率。虾、蟹、鱼、乳类、蛋及豆制品，都富含钙，对改善男子生殖能力有一定帮助。

富含维生素E的食物对维护性器官正常功能也有重要作用。维生素E缺乏可引起睾丸损害，性功能减退与紊乱。维生素E在植物油，特别是麦胚油、玉米油、豆油中含量更多，芝麻、花生、菜油中含量较多。

男性离不开的十种食物

玉米 玉米含有丰富的钙、磷、镁、铁、硒、维生素、胡萝卜素和不饱和脂肪酸等，可降低血胆固醇并软化血管，对男性易患的心血管疾病有一定的保护作用。

黑豆 黑豆含有优质植物蛋白质、脂肪酸、糖类、胡萝卜素、B族维生素、叶酸、烟酸、镁、钙、磷、铁等，对预防心血管疾病，维护肝脏解毒代谢功能非常有效。黑豆中还含有异黄酮类物质，经常食用可乌发美发，对男性脱发也有一定的预防作用。

番茄 番茄含有丰富的维生素和矿物质，尤其是富含一种叫番茄红素的类胡萝卜素，具有抗癌抗氧化作用。哈佛大学研究者对4.7万名男性的饮食习惯研究发现，每周吃番茄2～4次的男性比不吃番茄的前列腺癌患病率降低35%。

苹果 临床发现，慢性前列腺炎患者的前列腺中，锌的含量比正常者明显降低，并且在治疗过程中很难提高，只有在前列腺炎痊愈时，锌的含量才能恢复正常。为此医生常常会让患者服用含锌的药物。但这种治疗方法不宜长期使用，药物的计量也不容易把握。医生们近年来在临床上发现，多吃苹果可以有减轻慢性前列腺炎的症状，减少复发。这主要是因为苹果中锌的含量非常高，通过吃苹果来补锌，不仅没有任何副作用，而且有利于人体吸收和利用，比吃药效果更好。

香蕉 香蕉虽然热量很高，但脂肪却很低，还含有丰富的维生素 B_6 和钾、镁等矿物质以及膳食纤维。维生素 B_6 是人体不可缺少的营养成分，对增强免疫力有良好作用，可以预防皮肤癌、膀胱癌和肾结石，对失眠症也有辅助治疗作用。镁还可以增强生殖能力，提高精液中的精子活力。

牡蛎 牡蛎富含蛋白质、核酸和锌。这些成分对男性生殖功能有非常重要的作用。中国传统医学认为，牡蛎清肺补心、滋阴养血，有"治夜不眠，神志不定"的作用。压力较大的男性，尤其是有神经官能症表现的，可经常食之。

巧克力 英国伦敦西敏大学博士指出，巧克力的气味能提高男性体内免疫系统产生一种名为"免疫球蛋白 A"的强劲抗体，可以对付身体上的小毛病，如感冒。这种抗体在睡液中发生。与巧克力相反，腐坏的肉散发出的气味，却会令"免疫球蛋白 A"的水平下降。有趣的是，巧克力和坏肉对人体的影响是因性而异，其中女性显得完全不受影响。研究人员说："男性在嗅到巧克力味道时抗体会大增，而嗅到肉味时却有所下降。女性则对这两种气味无动于衷。"

黑芝麻 黑芝麻富含蛋白质、脂肪、钙、磷、铁、维生素 E、卵磷脂、芝麻素等，并含有丰富油酸。维生素 E 具有较强的抗氧化作用；丰富的卵磷脂可防止头发过早变白和脱落。

花椰菜 最近，哈佛大学一项研究发现，像花椰菜类的十字花蔬菜，能预防多发于男性的疾病——膀胱癌。

燕麦 食用燕麦有助于缓解男性性功能障碍症状。成年人体内睾丸素水平，会随年龄增长而下降。因此，一些中老年男子易出现性欲低下和性功能障碍等症状。因为燕麦能促使人体释放睾丸素，所以长期食用能使上述症状得到改善。但过量食用燕麦，可能会损害睾丸，甚至增加患前腺癌的风险。因此，食用燕麦也要适量。

男性常吃"种仁类"食物的三大益处

医学研究表明，男性如果经常吃种仁、干果类食物，对预防以下三种疾病都很有好处。

预防心肌梗死　研究发现，这些食品中具有不增加胆固醇的不饱和脂肪酸和保护性营养素，每周吃 5 次这类食品能使心肌梗死的发病率减少50%。分析证明，杏仁、榛子、核桃、松仁、开心果等是首选的干果。如杏仁和榛子，其重量的 50% 是亚油酸，对保护心脏有利。吃干果的好处还在于不会增加人的体重，不必担心发胖。干果还含有丰富的植物纤维，有利于帮助消化和防治便秘。如果每天能食 50 克种仁或干果食品是比较理想的，可以起到预防心脏病的作用。

增强性功能　南瓜子、芝麻、核桃仁等不仅是蛋白质、不饱和脂肪酸的极佳来源，它们还富含 B 族维生素、维生素 E 以及钙、铁、锌等矿物质。研究发现，这类食物中的 B 族维生素、维生素 E 可影响男性激素产生，而锌能刺激男性精子生成，有激起性欲的作用。中老年人常吃种仁食物对延缓性功能衰退、增强性功能均有一定作用。

保护前列腺　德国医生发现，某些经常吃南瓜子的民族中，前列腺疾病很少见。这是因为南瓜子中含有一种能影响男性激素产生的神秘物质，在保护前列腺中充当非常重要的角色。研究证明，南瓜子（包括其他果仁）中含有极丰富的不饱和脂肪酸和有机铁，经常摄入这类富含不饱和脂肪酸（尤其是亚油酸）的食物，能使增生肿胀的前列腺恢复正常。

男性更年期应科学进食

男性更年期在体态方面表现为，肌肉不如年轻时那样发达，皮肤脂肪增加，体重增加。这是由于机体内新陈代谢功能紊乱造成的。因此，在饮食方面，要减少食用含糖量高的食物，多吃富含蛋白质、钙质和多种维生素的食物，鸡、鱼、兔肉易于吸收，可以适当食用；豆类及其制品，不仅含有大量植物性蛋白质，而且还是人体必需的微量元素的"仓库"；新鲜蔬菜可提供大量维生素，应作为主要菜谱。还要注意饮食结构，低盐、清淡、荤素适度、不暴饮暴食。晚餐不要过饱，有条件时每天吃 1 ~ 2 茶匙蜂蜜。

大部分男子进入更年期后会出现性机能衰退、性欲减弱。在饮食方面提倡多吃一些增强性腺功能的食物，如虾、羊肉、麻雀、羊肾、韭菜和核桃等。可以食用羊肉肉苁蓉粥、肉苁蓉清炖羊肉、杜仲爆羊腰、冬虫夏草清焖鸭、虾炒韭菜、核桃仁炒韭菜、麻雀粥、人参酒、一品山药等。

男性更年期还多表现出精神、神经方面的症状，如烦躁易怒、失眠头痛、记忆力减退、容易紧张、倦怠、心血管功能不稳定等。因此要多吃一些改善神经系统和心血管疾患的食物，这将有助于安神养心、减轻神经系统和心血管疾患的症状。如羊心、猪心、山药、核桃仁、大枣、龙眼、桑葚、茯苓饼、参枣饭、桑葚蜜膏、核桃仁粥、糖渍龙眼等。实践证明，以上各种食物对治疗头痛、头晕、乏力、心悸、气急、手足发凉发麻等症都有较好的效果。

这些食物预防男性猝死

据统计，男性十大死因中有四项与饮食有关，包括癌症、脑血管疾病、心脏病和糖尿病。以下这些食物对男性健康有益，建议男性多多摄取。

西红柿　西红柿的酸味能促进胃液分泌，帮助消化蛋白质等。此外丰富的维生素 C 能结合细胞之间的关系，制造出骨胶原，强健血管。矿物质则以钾的含量更丰富，由于有助于排出血液中的盐分，因此具有降血压的功能。

黄豆　很多人都知道黄豆有植物性荷尔蒙，有利于女性，殊不知黄豆对男性也是绝佳食品。例如常吃黄豆制品的日本男人，罹患前列腺癌的概率比西方男人低。而且黄豆对改善男性的骨质流失一样有效。男性过了 60 岁，骨质会开始流失，情况和更年期妇女一样严重。而且多吃黄豆可以补充卵磷脂，卵磷脂已被证实与短期记忆力和学习力有关。

南瓜子　男性 40 岁过后，大多数人有前列腺肥大的问题。美国一项实验发现，让前列腺肥大的患者服用南瓜子的萃取物，确实减少了患者尿频的次数，也改善了其他症状。而且南瓜子也是维生素 E 的更佳来源，可以抗老化。

胡萝卜　β－胡萝卜素会在体内变化成维生素 A，提升身体的抵抗力，抑制导致细胞恶化的活性氧等。此外，因含有丰富的钾，具有降低血压的作用，其食物纤维能发挥整肠功效。

海鲜　海鲜可以增强性能力。男性精液里含有大量的锌，当体内的锌不足，会影响精子的数量与品质。而食物中海鲜类的蚝、虾、蟹的锌含量最为丰富，一颗小小的蚝就几乎等于一天中锌的需求量（15毫克）。此外，蚝因富含糖原或牛磺酸，具有提升肝脏功能的作用，且滋养强身。

大蒜　大蒜具有强烈的杀菌力，因此能消灭侵入体内的病菌。此外，它能促进维生素 B_1 的吸收，促进糖类的新陈代谢以产生能源，并消除疲劳。大蒜另一不可忽视的功用就是提升免疫力。大蒜中所含的硒化铅具抗氧化作用，因此被视为防癌的食物。男性多服可改善体质并强身。

高维生素 C 食物　男性在 24 岁后精子的质与量都在走下坡，如果有一种不老药能让老化的精子再度充满活力，那就是维生素 C。美国德州大学妇产科实验结果显示，给男性每天服用 1000 毫克的维生素 C，连续服用 60 天后，他们的精子数增加 60%，活动力增加 30%，不正常的精子也减少了。高维生素 C 的食物有奇异果、柳丁、橘子、青花椰菜、芦笋等。另一方面，男性常处高压状态，更需要营养的补充。维生素 C 可以协助副肾上腺皮质素（一种抗压力的荷尔蒙）的分泌，可以对抗压力。

全麦面包　要对抗压力，B 族维生素是非常重要的。这包括维生素 B_1、B_2、B_6、B_{12} 和叶酸、烟酸等，可以维护神经系统的稳定，增加能量的代谢，有助于对抗压力。全谷类的食物如全麦面包、糙米、胚芽米等，都有丰富的 B 族维生素。而且全麦面包是复合性碳水化合物，可以缓慢释放能量，具有镇定的作用，使人放松、不紧张。

男士营养新知识

营养专家告诫男士们：注意降低脂肪、胆固醇的摄入，增加蛋白质的摄入，并不是营养的全部，讲究"营养"的男性还得具备以下新知识：

不在补铁上动脑筋　男士中真正缺铁者不足 1%，因而不必在怎样补铁上费心思。其一，补铁可能会掩盖内脏出血传递给人们的疾病信息。大多数男性要是出现缺铁性贫血，体内很可能还隐藏着内脏慢性出血或造血障碍的隐患。若不找出缺铁的原因而盲目补铁，将会延迟诊治时机。其二，与女性相比，男性不能承受铁的超负荷补给。当体内的铁处于"满罐"状态时，女性可能通过月经解除过量铁的负荷，而男士则没有这种优势，过量的铁就会沉积于组织器官中，对健康形成威胁。

应该增加抗氧化剂的摄入 抗氧化剂（特别是维生素 E）能阻止自由基损伤血管壁，从而预防胆固醇堵塞，有助于对抗冠心病。粗粮、坚果、植物油中差不多都含有维生素 E。因此，男士们应多吃这类食物。

补充两种维生素——维生素 B$_6$、叶酸 高半胱氨酸是近年来被认识的心脏病、卒中的危险因素之一，而有助于分解高半胱氨酸使之化险为夷的就是维生素 B$_6$，多见于鸡、鱼和豆科植物和谷类食物中。

蛋白质应适可而止 为追求肌肉发达，多吃含蛋白质高的食品在男性中较普遍。实际上，除了从事强度运动外，多数男士并不需要补充太多的蛋白质，每日中等量的肉、禽、鱼、豆制品，加上适量的低脂奶制品就足够了。

关注被遗忘的锌 锌是体内各种酶的活性成分。美国政府新的调查表明，男子中缺锌者竟然超过 2/3。因此，男士应注意摄入海产品、瘦肉、粗粮和豆科植物。

男人乱吃会不育

生育力与营养因素密切相关，营养不足或过剩都可能导致男性不育。营养不良时，精子生成减少、活力下降。少年期营养过剩多致肥胖，脂肪沉着使脑垂体功能丧失或减退，男性激素释放不足或减少，患儿易出现小睾丸、小阴茎及第二性征缺乏、女性化等状况，成年后极可能导致不育症。

其次，长期食用某些加有亚硝酸盐类食物防腐剂或间磺胺类食物有色剂的食品、生棉籽油、芹菜等，亦可导致精子数量和质量下降。

此外，科学家们发现，近几十年来男性精子数量减少和睾丸体积缩小与辛基苯酚、双酚 A 和丁基苯甲基酞酸酯有关，这些物质广泛用于制造奶瓶、罐头盒、食品包装袋等的内壁涂层。

中年节食利长寿

中年是一个重要的生命阶段。如果不注意饮食与营养的科学性，不仅会导致疾病，而且会加速衰老的到来。根据中年人生理特点，在饮食方面需遵循以下原则：

少吃一点减轻肠胃负担　人体过多摄取蛋白质和脂肪，使消化系统负担过重，易导致消化不良。这样，未被消化的食物长时间滞留在肠道内，会产生许多毒素和致癌物质。这些毒素和致癌物质不但易使人患肠道疾病，还会被肠道吸收，透过心脑屏障，损害中枢神经系统，使人衰老。

饱食使大脑代谢紊乱　科学研究证明，饱食后，大脑中有一种叫"纤维芽细胞"的生长因子会比不饱食时增长数万倍，而这种生长因子会使脂肪细胞和毛细血管内皮细胞增大，促使脑动脉硬化，脑皮质血氧供应不足，脑组织萎缩和脑功能退化，最终出现痴呆而缩短人的寿命。

节食有利长寿　美国麻省理工学院的一个小组研究发现，动物体内存在一个特定基因，在食物热量供应较少的情况下，这个基因编码的蛋白质便会增加，起到防止细胞凋亡的作用，科学家认为这可能是节食能延缓衰老的一个重要因素。

老年人营养饮食贵在"变"

三餐求变

早餐：坚持低糖低脂的原则。优选瘦猪肉、禽蛋、蔬菜、果汁、低脂奶等，配以谷物、面食。

午餐：以高蛋白食物为主。

晚餐：与上述两餐相反，应以高糖、低蛋白食物为主。这是因为糖类会增加血清素分泌，可防止失眠。

四季求变

春季突出温补，如葱、蒜、韭菜等蔬菜，大虾、瘦肉、禽蛋、鱼、豆类等均是佳品。

夏季首先要注意补足水分和钠、钾、钙等无机盐，含氮物质以及 B 族维生素、维生素 C 等。蔬菜每天不少于 500 克，豆腐不少于 300 克，鸡蛋一个，少量瘦肉。

秋季气候干燥，饮食要点是养阴润肺。多喝开水、淡茶或牛奶、豆浆等饮料，少吃辣椒等燥热的食品。

冬季天气寒冷，进食的要点是"保阴潜阳"，即多吃点敛阳护阴的食物，如胡麻仁、藕、木耳等。狗肉、羊肉等高热量食物也不可冷落。另外，应多吃些新鲜蔬菜，以免缺乏维生素。

老年人饮食讲"五度"

速度　老年人由于咀嚼和胃肠消化功能都有所减退，进食应细嚼慢咽。细嚼慢咽不仅可锻炼和提高老人的咀嚼功能，而且食物通过充分咀嚼后，口腔唾液中的消化酶与碎细的食物混合成食团，更利于食物的消化吸收。另外，细嚼慢咽还有健身防癌的作用。

硬度　老年人的牙大都不好，更加上消化功能差，粗糙坚硬的食物进入胃后不易消化，不仅会损伤胃黏膜而致病，而且还会引起消化不良。老年人的饮食宜软硬适度、粗细适中，对于那些纤维素较好较硬的食物，应尽量切细煮烂后食用。

温度　进食过热过烫的食物，会直接损伤口腔及消化道和胃黏膜，引起口腔、食道和胃部病变，严重者有致癌的危险。过凉过冷的食物会引起胃黏膜血管收缩，胃液分泌减少，从而引起消化不良，有时还会导致腹痛腹泻的发生。老年人进食食物的温度应适中，一般以 50℃ 左右为宜。

饱度　老年人食勿过饱，吃得过饱一方面会增加胃肠负担，引起腹胀不适和消化不良，严重者还可导致心脑血管病等危急重症的突发而危及生命。另一方面还可因某些营养摄入过多，导致营养过剩，从而诱发或加重心脑血管等老年性疾病。因此，老年人每餐只吃七八成饱为宜。

营养度 营养过剩或是营养不良，都是长寿的大敌。老年人的饮食原则应是低盐、低脂肪，适量蛋白、较多维生素，应是荤素粗细合理搭配，严格控制高脂肪高热量食物的摄取，适当地多吃一些粗粮、鱼类、大豆制品和蔬菜水果，食盐的摄取量应控制在每天 5 克以下，患有高血压、心脑肾等疾病者还应减量甚至吃无盐饮食，这样才有益于健康长寿。

老年人膳食不妨加点"藻"

人到老年，身体内微量元素流失速度加快，易导致微量元素缺乏症。而日常的饮食又不能完全满足人体对微量元素的需求，此时不妨多食用点藻类食品，如紫菜、龙须菜、裙带菜、马尼藻、海带等，以使体液保持弱碱性。这些食品对老年人常见的高血压、糖尿病等慢性疾病起到辅助治疗作用。

海藻类食品含有的优质蛋白质、不饱和脂肪酸，正是糖尿病、高血压、心脏病患者所需要的。如海带中的甘露醇有脱水、利尿作用，可治疗老年性水肿、肾功能衰竭、药物中毒；紫菜中的牛磺酸可防止老年人的大脑衰老。另外，海藻类食品还能滤除锶、镭、镉、铅等致癌物质，有预防癌症的功效，老年人不妨多多食用。

老年人多吃海带烧排骨

营养学家们分析，海带和排骨中蛋白质、氨基酸含量非常丰富，可以迅速地补充体力。更重要的是，海带是典型的"碱性食品"，排骨是"酸性食品"，两者组合起来，能使人体达到"酸碱平衡"。

老年人宜多吃鲜玉米

鲜玉米中大量的天然维生素 E 有促进细胞分裂、延迟细胞变老、降低血清胆固醇、防止皮肤病变的功能，还能推迟人体老化，减轻动脉硬化和脑功能衰退的症状。玉米中的维生素 A 对防治中老年人常见的干眼症、气管炎、皮肤干燥及神经麻痹等也有辅助疗效。新鲜玉米中富含赖氨酸（干玉米中极少），不仅是人体必需的营养成分，而且还能控制脑肿瘤的生长，对治疗癌症有一定作用。

素食老年人易患抑郁症

有研究表明，血清胆固醇低于正常者，出现抑郁症状的相对危险性明显增高。越是高龄这种情况越是突出。也就是说，素食老人患抑郁症的风险比一般人增大许多。众所周知，血清胆固醇的来源基于膳食，即膳食胆固醇的多少决定血清胆固醇的高低。营养学表明，胆固醇只见于动物性食品，植物只含植物固醇，如谷固醇、豆固醇、麦角固醇等。因此，只有吃动物性食品才能得到胆固醇。如果人到老年，缺乏动物性食品摄入，血清胆固醇便会下降。

胆固醇富含于肉类、乳类、蛋类等食品中，70 岁以上老年人只要没有冠心病等需限胆固醇的疾病，均可适当摄取。

怕冷老年人吃点啥

在寒冷的冬季，有些老年人由于体内阳气不足、脏腑亏虚，因而表现出身体畏寒怕冷之症。这些老年人可以在饮食上选用一些助阳补气的食物，通过食疗的方法改善畏寒的症状。

肉类食物　肉类食物以狗肉、羊肉、牛肉、鹿肉、獐肉以及公鸡肉、鸭肉、鹌鹑肉、鲫鱼肉、乌龟肉、章鱼肉、草鱼肉的御寒效果更佳。它们富含蛋白质、碳水化合物、脂肪等营养成分，其热量高，有益肾壮阳、温中暖下、补气生血之功效。

根茎类食物　老年人怕冷与机体内缺乏无机盐有关。根茎类蔬菜，如胡萝卜、山芋、青菜、大白菜、藕、菜花、大葱及土豆等，内含大量的矿物质，可与肉类食物掺杂食用，以补充体内所需的热量。

含碘食物　人体甲状腺可分泌一种叫甲状腺素的激素，而甲状腺素是由碘和酪氨酸组成。酪氨酸可由体内自身产生，碘物质可从摄入的含碘食物中加以补充，如海带、紫菜、贝壳类、牡蛎、沙丁鱼、菠菜及鱼虾等，这些食物含碘丰富，不妨选择食用。

含铁食物　患有缺铁性贫血症的老人最容易怕冷，应多食一些含铁的食物，如动物血、鸡蛋黄、驴肉、猪肝、牛肾、羊舌、黄豆、芝麻、腐竹及黑木耳等。

老年人不宜长期吃粥

据观察，长期吃粥的老年人一般比较清瘦。原因是老年人的胃动力较差，如果吃粥的量过多，难以很快排空，会感到胃部不适；粥所含的米粒少，如果长期吃粥，得到的总热量和营养物质不够人体的生理需要，难免入不敷出。

所以，吃粥是养生一法，但不是人人皆宜，除非是身体很虚弱，或是治病需要。老年人患牙病应积极治疗，应镶牙补牙。饭不妨烧得烂些，也可吃面条，长期吃粥并不适宜。

老年人不宜多吃大豆制品

大豆是植物性食品中含蛋白质更多的食物。大豆蛋白质又是植物蛋白质中非常好的，所谓非常好，就是必需氨基酸比较全，胆固醇含量极低，而含有能抑制胆固醇在肠道内吸收的植物固醇，是老年人心脑血管病、高脂血症患者最好的食品之一，是大众化的补品。

但对老年人来说，由于各脏器功能减弱，过多摄入大豆制品，不完全消化的蛋白质分解的非蛋白氮通过肾脏排出时，会加重肾脏的负担。所以老年人、肾病患者都要控制对豆制品的摄取量，每天食用 50 克左右的大豆或大豆制品是较为合适的。

老年人不宜吃菜籽油

一般来说，老年人宜吃植物油，少吃动物油和奶油。这主要是从有利于预防高脂血症和动脉硬化来考虑的。菜籽油虽然也是植物油，但它富含一种长链脂肪酸，叫作芥酸，如果长期食用富含芥酸的菜籽油，就会因芥酸过多蓄留而更易引起血管壁增厚和心肌脂肪沉积。目前，世界卫生组织已建议，食用菜籽油中的芥酸含量不得超过 5%，而一般未处理过的菜籽油，芥酸含量可高达 40%。故老年人尤其是高血压、冠心病、冠脉供血不足或间有心绞痛者，尽量不要长期吃菜籽油为好。

中老年人不宜多吃的几种食物

松花蛋　制作松花蛋的原料中含有一定量的铅，经常食用会引起铅中毒。

臭豆腐　臭豆腐在发酵过程中极易被微生物污染，还有大量挥发性盐基氨以及硫化氢，对人体有害。

葵花籽　葵花籽中含有不饱和脂肪酸，多吃会消耗体内大量的胆碱会影响肝细胞的功能。

烤牛羊肉　牛羊肉在熏烤过程中会产生如苯并芘这样的有害物质，该物质可诱发癌症。

方便面　方便面中含有对人体有害的食品色素和防腐剂。

油条　油条中的明矾是含铝的无机物，常吃油条，对大脑对神经细胞产生毒害，引发老年性痴呆症。

菠菜　菠菜营养丰富，但又含草酸。草酸能与食物中的锌、钙结合排出体外，使锌与钙缺乏。

猪肝　1 千克猪肝含胆固醇高达 400 毫克。胆固醇入量太多会导致动脉硬化。

腌菜　如腌菜腌制不好，菜内会含有致癌物质亚硝酸胺。

老年人早餐"三不宜"

宜迟不宜早　人体处于睡眠状态时，大部分器官都处于休眠状态，只有消化器官在"反刍"，仍在消化吸收前一天停留在其中的食物，清晨时才逐渐进入休息状态，一般需要 2～3 小时后，消化系统才能恢复正常功能。老年人的睡眠相比年轻人大大减少，一般天刚亮就起床了，如果此时开始进餐，会干扰胃肠道的休息，使消化系统长期处于超负荷运转，势必影响胃肠道的正常功能。因此，老年人的早餐宜迟不宜早，一般应晚于 8 点之后较为合适。

宜稀不宜干　早晨，消化系统尚未由抑制状态转化为兴奋状态，消化能力较弱，而且由于人体夜间会消耗许多水分，致使清晨血液浓度增加、血黏度升高，容易引起脑血栓。因此，老年人早餐最好选择流质饮食补充体液，如豆浆、牛奶等。

宜少不宜多　过量饮食超过胃肠的消化能力，食物难以消化吸收，长此以往，会使消化功能下降，胃肠功能发生障碍引起消化系统疾病。另外，老年人的胃肠蠕动减慢，易使大量食物残渣贮存在肠中，被肠内的细菌分解，其中的有害物质经肠壁进入人体血液中，易引起血管疾病。此外，食物长久积聚在肠内易致便秘。

按年龄补充营养

在每个年龄段按所需选择食品，可以使身体长期处于最佳健康状态。

0～3 岁：补充蛋白质　因为蛋白质是构成人体不可缺少的物质，蛋白质缺乏时发育会迟缓，免疫力会下降。对这一年龄段，蛋白质的来源主要是奶、蛋、米糊。

4～9 岁：补充锌　锌参与核酸和蛋白质的代谢。当锌缺乏时，味觉降低、生长缓慢、性发育迟缓。含锌多的食物有黄豆、坚果、海产品等。

10～13 岁：补充钙　钙是构成骨骼、牙齿的主要成分。钙质的缺乏

养生食堂——会吃会喝促健康

70

会影响骨骼发育。常见的食物中乳酪、奶类、豆类、深绿色蔬菜钙质的含量最多。

14 ~ 18 岁：补充铁　特别是女性需要额外补充铁剂。这是因为月经会丧失部分铁质。含铁丰富的食物有动物肝脏、瘦肉、甲壳类动物、绿豆等。

19 ~ 25 岁：补充维生素 C　维生素 C 能增强免疫力，能减轻因吸烟和饮酒对身体造成的影响，还能缓解压力过大而引起的不适。含维生素 C 多的食物主要是水果和蔬菜。

26 ~ 35 岁：补充叶酸　特别是准备或已经怀孕的女性应多摄取叶酸。因叶酸有防止胎儿畸形的作用。含叶酸较多的食物有深绿色蔬菜、水果和橙汁。

36 ~ 45 岁：补充维生素 E　维生素 E 有延缓衰老和抵抗疾病的作用。在动物性食物中可以摄取到维生素 E。

46 ~ 50 岁：补充脂肪酸和锌　女性要补脂肪酸，脂肪酸有助于缓解更年期的不适。含脂肪酸丰富的食物有水产品和大豆类。男性要补锌。因锌可预防前列腺炎和前列腺增生。含锌多的食物除黄豆、坚果、海产品外，还有蚕蛹、香醋、茶叶、鸡等。

51 ~ 60 岁：补充低脂、高纤维食物　多吃含低脂肪和高纤维食物，有助于减少患心脏病、高血压、高血脂、糖尿病和癌症的机会。含低脂肪、高纤维素的食物有粗粮、水果、蔬菜。

61 ~ 65 岁：减少热能摄入量，补充维生素 D　老年人对热能的需要量减少，特别是妇女绝经后易发胖，应减少热能的摄入。一般按标准体重的热能减少 5% 左右适宜。维生素 D 的补充应在 10 ~ 20 微克 / 日，维生素 D 可从动物肝脏、蛋黄、牛奶中摄取。

66 岁以上：补充镁、钾、铁、维生素 C　这个年龄段的老人，胃肠道的功能减弱，对摄取的营养不能有效地消化和吸收，造成营养素的不足。66 岁以上的老人，矿物质最好从动物性食物中摄取，因动物性食物中的矿物质吸收利用率高。维生素 C 主要从水果中摄取，蔬菜中维生素 C 的含量也很丰富，但由于烹制的破坏、存放的不当对蔬菜中维生素 C 的含量有很大的影响。所以，新鲜蔬菜存放时间越短越好，食用时最好生吃或凉拌，烹制叶子菜时要大火快炒，以减少维生素 C 的损失。

根据皮肤选择饮食

人类的皮肤基本上有三种类型，即中性皮肤、油性皮肤和干性皮肤。

按照中医理论，从人的体质上看，油性皮肤多为"体内湿重"；相反，干性皮肤者体内水分异常少，为"燥"。从现代医学观点看，油性皮肤者，皮脂腺分泌较旺盛，体内雄性激素分泌较多，皮肤毛细血管扩张；干性皮肤者，皮肤内水分不足，新陈代谢缓慢，皮脂腺功能减退，皮肤表面干燥。因此，不同的饮食调养能够对皮肤造成影响，在不影响营养平衡的情况下，不同类型的皮肤可针对性地选合适食品。

油性皮肤者，饮食宜选用具有凉性、平性食物，如冬瓜、丝瓜、白萝卜、胡萝卜、竹笋、大白菜、小白菜、卷心菜、莲藕、黄花菜、荸荠、西瓜、柚子、椰子、银鱼、鸡肉、兔肉等。少吃辛辣、温热性及油脂多的食品，如奶油、奶酪、奶油制品、蜜饯、肥猪肉、羊肉、狗肉、花生、核桃、桂圆肉、荔枝、核桃仁、巧克力、可可、咖喱粉等。

中、干性皮肤者，宜多食豆类，如黑豆、黄豆、赤小豆，蔬菜、水果、海藻类等碱性食品。少吃鸟兽类、鱼贝类酸性食品，如狗肉、鱼、虾、蟹等。

根据运动警报选食补

警报：不正常的男性状态　弱不禁风或赘肉横生的男人体态无论如何不能与健康画等号。其实，要拥有强健的肌肉，不仅要通过锻炼，也不要忘了辅以食补。

解决方案：及时补充铬物质，可以降低胆固醇，增加运动员的耐力，还可以使健美运动员增长肌肉、减少脂肪，可以提供最佳的耐力保障。普通男性每天至少需要 50 微克铬，而运动量大的男性则需要 100 ~ 200

微克。

处方：每天吃一串葡萄：鲜葡萄和葡萄干有"铬库"之称。普通男人每天吃一串葡萄就可以提供足够的铬。另外，餐桌上也要经常保证有粗粮，食品加工越精细，铬的含量就越少。应尽量使用不锈钢炊具进行烹饪，不锈钢炊具的主要成分是镍铬合金，据研究表明，用不锈钢炊具烹调的食品中镍铬含量较高。

警报：身上带有青肿、瘀血现象

解决方案：补充维生素 K。当身上常出现青肿或瘀血情况时，也许以为不过是运动不当而已。其实，这是体内缺乏维生素 K 的一个信号。维生素 K 有"止血功臣"之称，缺乏维生素 K 会延迟血液凝固。

处方：每星期至少吃 2 ~ 3 次花椰菜。芦笋和莴苣里都含有维生素 K，但花椰菜里的维生素 K 含量更多。一份烹调过的花椰菜里含有 250 微克的维生素 K，这一含量是每日所需维生素 K 含量的两倍。每星期至少吃 2 ~ 3 次花椰菜，就可以强化血管壁，使它铸起"铜墙铁壁"，免受外界的伤害。

警报：运动后腿抽筋

解决方案：补镁。在健身房做完运动后，经常会出现腿抽筋症状，这一现象并不表明运动量超负荷了，而是营养不足亮起的信号灯，在运动中肌肉损耗了大量的镁等营养成分。镁在人体的主要作用是参与神经肌肉的传导，剧烈运动、重体力劳动都可使体内镁消耗增多。

处方：早餐喝一碗麦片粥并吃一个鸡蛋。成年人镁的每日膳食推荐量为 350 毫克，而这样的一份早餐可满足人体日镁需要量的 2/3，另外，绿叶食物是镁的最佳来源，在坚果、海产品中也可找到丰富的镁。1/3 的镁来自于水，运动后要记得多喝水。

警报：运动后性欲不佳

解决方案：补锌。锌对男人来说意义重大。因为它是男人的"性元素"，体内锌不足时，会影响男人精子的数量和质量，医学上通常用锌来治疗阳痿。对于运动量较大的男人来说，在出汗的时候会丢失更多的锌，所以锌的补充尤为重要。

处方：多吃瘦牛排：一个男人每天锌的正常需要量是 15 毫克，而 100

克瘦牛肉可提供锌日需要量的一半。其他食物诸如海鲜、瘦肉、粗粮、鸡蛋、蘑菇中也含有丰富的锌。

特殊工种的营养保健

从事有毒有害作业的职工，应该增加相对应的营养来保障身体健康。

铅作业　提高蛋白质、维生素 C 的供给量，多吃新鲜水果；适量增加 B 族维生素、维生素 K；减少脂肪和钙的供给量。

苯作业　提高维生素 C、蛋白质和碳水化合物的供给量；增加 B 族维生素和铁；减少脂肪的供给量。

汞作业　提高蛋白质供给量，尤其是富含蛋氨酸的动物蛋白质；适当增加 B 族维生素和维生素 C；减少脂肪供给量。

镉作业　提高维生素 A 和蛋白质的供给量。

矿尘作业　提高蛋白质、维生素 C 的供给量。

高温作业　提高无机盐和水溶性维生素供给量；适当增加蛋白质、碳水化合物等各类营养物质。

低温作业　提高脂肪供给量；适当增加蛋白质、各类维生素和食盐。

噪声作业　提高维生素 A、维生素 E、维生素 B_2 的供给量；适当增加蛋白质。

电离辐射作业　提高蛋白质的供给量；适量增加维生素 B_1、维生素 B_6、维生素 C、维生素 A；减少脂肪供给量。

考前饮食有讲究

能保证营养的主打食物　鸡蛋、新鲜奶类、鱼、瘦肉、蔬菜、水果、贝类。

能缓解紧张的食物　香蕉、菠菜、深水鱼、鸡肉、南瓜、大蒜、洋葱、草莓等。

能益智健的食物　胡萝卜、菠菜、菜花、圆椒、柠檬、洋葱、生姜、芝麻、核桃、花生、鱼、蛋、牛奶、瘦肉、动物肝脏、香蕉、苹果、西瓜、海带等。

能帮助熬夜的食物 白天加强营养，夜宵进食能迅速分解为葡萄糖的食物，辅之以鸡蛋及维生素 C 丰富的菜花、苦瓜、酸枣、山楂等。

考生饮食八忌 偏食；过饱；过多服用保健品；过食肥腻；疏忽早餐；以饮料代替喝水；吃不洁净的食品；喝太多冷饮。

"五多五少"巧吃防病

多"还原"少"氧化"活跃大脑 所谓氧化食物是指那些富含过氧化脂类化合物的食物，油炸类、方便面、汉堡包等为其代表。这些食物能在人体内发生氧化反应，损害脑血管壁的正常分子结构，使脑血管变窄，影响血液流动，对大脑的生理活动产生不良刺激，导致思维迟钝。还原食物则含胡萝卜素、超氧化物歧化酶等成分，可阻止脑血管壁的氧化反应进行，或者使已经发生的氧化反应"还原"，保证脑血管通畅，大脑血供充足，始终处于清新、活跃的健康状态。

多禽肉少畜肉保护心脏 与猪、牛、羊等畜肉比较，禽肉虽同属动物性脂肪，但所含脂肪的结构却不相同。畜肉脂肪中饱和脂肪酸多，胆固醇也高，而鹅、鸭、鸡等禽肉不仅脂肪较少（仅为前者的 1/4 ~ 1/3)，而且所含脂肪的结构更接近于橄榄油，占优势的是不饱和脂肪酸，故有保护心脏的作用。

多吃糙少吃精保护血管 国内外专家研究发现，一种称为同型半胱氨酸的物质如果在血液中的浓度过高，就会引起动脉硬化，最终导致心肌梗死、脑中风以及老年痴呆症。而血液中的同型半胱氨酸之所以会升高，越来越多地嗜吃精细加工的食品就是原因之一。

精细食品由于过度加工，使大量的 B 族维生素流失。以大米为例，据检测，米糠中的 B 族维生素居目前人类发现的天然食品之冠，故常吃精白米者由于缺乏 B 族维生素的保护，血管受害的危险也大大增加。

多蔬菜少肉食改善骨质　如果将蔬菜与肉食相比较，前者则有利于骨骼健康。美国研究人员新近提出忠告，如果人们特别是中老年女性吃肉或奶酪过多，有导致骨质流失甚至骨折的危险，相反，将蔬菜作为摄取蛋白质的主要来源，则可有效地改善骨质。

研究还显示，从肉类和奶制品中吸收高比例蛋白质的女性，其骨质流失量是从蔬菜中吸收蛋白质的女性的 3 倍。造成上述差别的原因是动物食品中酸性成分太多，加上年纪增大，肾脏功能衰退，排出酸性成分的能力减弱，致使体内酸性成分堆积，迫使骨骼担负起中和酸性成分的责任，时间一长，造成大量骨质和钙质流失。蔬菜则不然，有丰富的碱性成分来中和酸性物质，从而起到保护人的骨骼、改善骨质的作用。

颜色多绿少白益寿延年　营养学家分析了各种蔬菜的养分，发现一个规律：蔬菜的营养价值与其颜色深浅有关。颜色愈深的蔬菜，维生素与胡萝卜素含量越高，反之就越少。按此规律排序的座次是：绿色蔬菜 > 红黄色蔬菜 > 白色蔬菜。绿色蔬菜富含钙质，叶酸与维生素 C 的含量也很高，此外，含有抗癌防病作用的叶绿素尤其多。

饮食"好色"利保健

现代营养学研究表明，每类颜色的食物都有自己的"一技之长"，巧加利用都有其一定的保健作用。

红色食品　假如生来体质较弱，易感冒或者已经被感冒缠上，红色食品会助一臂之力。红辣椒含有巨噬细胞，它是感冒病毒等致病微生物的"杀手"。颜色较红辣椒稍浅一些的胡萝卜，所含的胡萝卜素可在体内转化成维生素 A，发挥护卫人体上皮组织（如呼吸道黏膜）的作用，常食同样可以增强人体抗御感冒的能力。除了红辣椒、胡萝卜外，苋菜、洋葱、大枣、番茄、红薯、山楂、苹果、草莓、老南瓜、红米等亦具此功效。

紫色食品　紫色蔬果中含有花青素，具有强力抗血管硬化的作用，从而可阻止心脏病发作和血凝块形成引起的脑中风。这类食物有黑草莓、樱桃、茄子、李子、紫葡萄、黑胡椒粉等。如果患有心脑血管疾患，常与紫色食品"亲密接触"裨益甚大。

黄色食品　黄色果蔬，如胡萝卜、黄豆、花生、杏等的优势在于富含维生素 A 和 D。维生素 A 能保护胃肠黏膜，防止胃炎、胃溃疡等疾患发生；维生素 D 有促进钙、磷两种矿物元素吸收的作用，进而收到壮骨强筋之功，对于儿童佝偻病、青少年近视、中老年骨质疏松症等常见病有一定预防之效。

绿色食品　假如是一位"身怀六甲"的女士，要想生一个健康聪明的孩子，那么请务必亲近绿色蔬果。大量的叶酸还是心脏病的新杀手，起到保护心脏的作用。此外，绿色蔬菜也是享有"生命元素"称号的钙元素的最佳来源，其蕴藏量较通常认为的含钙"富矿"牛奶还要多。

黑色食品　黑米、乌骨鸡等黑色食品具有以下优势：一是来自天然，所含的有害成分极少；二是营养成分齐全，质优量多；三是可明显减少动脉硬化、冠心病、脑中风等严重疾病的发生概率。此外，各自尚有其独特的防病本领，如黑木耳可防治尿路结石，乌骨鸡可调理女性月经等。

白色食品　冬瓜、甜瓜、竹笋、花菜等，这些食品给人一种质洁、鲜嫩的感觉，常食之对调节视觉与安定情绪有一定作用。对于高血压、心脏病患者益处颇多。

彩色食品损肾脏

彩色食品所用的人工合成色素量虽小，但如果长期食用，色素就会慢慢积蓄在体内。经常有这些色素附着于肠壁，肠黏膜易发炎或形成溃疡；色素附着于泌尿系统，易诱发尿道结石或慢性中毒，损害肾脏功能。所以孩子不要经常食用彩色食品。

五谷杂粮也是药

大米　又名粳米，味甘性平，具有补中益气、健脾和胃、除烦渴的功效。冬天室内暖气较热，空气干燥，早晚喝点大米粥，可以远离口干舌燥的困扰。特别需要提醒糖尿病患者的是，大米不同的烹调方法对血糖的影响不同。研究表明，等量大米做成的干饭比稀饭对血糖的影响小。因此，糖尿病患者早餐进食干饭有利于控制血糖。

小米 又名粟米，味甘性平，有健脾和胃的作用，适用于脾胃虚热、反胃呕吐、腹泻及产后、病后体虚者食用。

小麦 味甘，性平微寒，有健脾益肾、养心安神功效。心烦失眠者可用小麦与大米、大枣一起煮粥服食。此外，麦麸含高膳食纤维，对高脂蛋白血症、糖尿病、动脉粥样硬化、痔疮、老年性便秘、结肠癌都有防治作用。

燕麦 科学家发现，成年人体内睾丸激素水平随着年龄的增长而下降，因此一些中老男子易出现性欲低下和勃起障碍等症状，而燕麦能促使人体释放睾丸激素，所以长期食用能使上述症状大大改善。研究结果还显示，燕麦对激发女性性欲也有帮助，特别是步入更年期的女性，可适当食用燕麦。

玉米 味甘性平，具有健脾利湿、开胃益智、宁心活血的作用。玉米油中的亚油酸能防止胆固醇向血管壁沉淀，对防止高血压、冠心病有积极作用。此外，它还有利尿和降低血糖功效，特别适合糖尿病患者食用。美国科学家还发现，吃玉米能刺激脑细胞，增强人的记忆力。玉米中所含的黄体素和玉米黄质可以预防老年人眼睛黄斑性病变的发生。

苡米 又叫薏米、薏苡仁，其所含蛋白质远比米、面高，易消化吸收，对减轻胃肠负担、增强体质有益。中医认为，苡米味甘淡，性微寒，有健脾、补肺、清热、利湿的作用。现代研究证明，苡米有抗肿瘤、增强免疫力、降血糖等功效。将苡米与大米煮粥或加入适量冰糖食用，能使肿瘤患者食欲增加，减低放化疗的毒副作用。此外，苡米中含有的薏苡素对横纹肌有抑制作用，可减少皱纹，爱美的人不妨多吃。

高粱 味甘性温，有健脾益胃的作用。小儿消化不良，可取高粱入锅炒香，去壳磨粉，每次取 2 ~ 3 克调服。但高粱性温，含有具收敛止泻作用的鞣酸，便秘者不宜食用。

健康美丽吃豆类

日常生活中，只要每餐吃些豆类食物，两周后，人体便可增加纤维的吸收，减少体内脂肪，增强身体免疫力，降低患病的机会。另外，豆类还有驻颜美容之作用，使老年人焕发青春，可以针对需要来选择。

荷兰豆养颜　荷兰豆味道甘醇可口，营养丰富，含有大量维生素 A、C。氨基酸含量是众豆之最，对养颜美容最具功效。

四季豆美肤　多吃四季豆可滋五脏、补血、补肝、明目，防治脚气，令肌肤保持光泽和美丽。

绿豆可美目　绿豆是防暑佳品，对消解嘴唇干燥、嘴部生疮、痱子、暗疮等特别有效，多食还可以清火，使双眼更加明亮。

黑豆可乌发　黑豆含铁质较一般豆类高，多食可增强体质，抗衰老，令头发乌黑亮丽。另外，黑豆泡醋可降血压。

大豆护肠胃　多食大豆有利于胃肠道的消化和吸收，也可润泽皮肤，而且大豆中的某些物质可防止人体老化。

黄豆益三高　黄豆是一种特殊的保健食品，具有宽胸舒气，利大肠，消肿毒，降低胆固醇之作用，患糖尿病、高血压、动脉硬化及冠心病的人，常吃黄豆对稳定病情，减轻症状十分有益。而且黄豆中的卵磷脂对维持神经系统功能等效果好。

毛豆降血脂　毛豆中的脂肪含量明显高于其他种类的蔬菜，但其中多以不饱和脂肪酸为主，它们可以改善脂肪代谢，有助于降低人体中甘油三酯和胆固醇。毛豆中的卵磷脂有助于改善大脑的记忆力和智力水平。毛豆中含有的丰富的食物纤维能改善便秘，有利于血压的降低。毛豆中的钾含量很高，夏天常吃，可以帮助弥补因出汗过多而导致的钾流失。此外，毛豆中含有微量功能性成分黄酮类化合物，可以改善妇女更年期的不适，防治骨质疏松。

巧配食物可防病

防中风 菠菜 + 胡萝卜：研究披露，每天吃入一定量的菠菜和胡萝卜，可明显降低中风危险。每天吃一份菠菜的女士比一个月吃一份者，中风危险降低了 53%；每天吃一份胡萝卜者比不吃者低 68%。这主要得益于胡萝卜素，它可以转化成维生素 A，防止胆固醇在血管壁上集结，保持脑血管畅通从而防止中风。

防心脏病 苹果 + 茶叶：医学专家认为，苹果、洋葱、茶叶可保护心脏，能减少心脏病的发病率，主要是因为这些食物中含有大量黄酮类天然化学抗氧化剂。饮食中的黄酮类物质主要来自于苹果、洋葱和茶叶，凡坚持每天饮茶 4 杯以上的男子死于心脏病的危险性可减少 45%，吃 1 个苹果以上者则减少一半。

防胃癌 叶酸 + 硒酵：叶酸和硒酵母均具有防治胃癌的作用。多种绿叶蔬菜、菌菇、动物肝肾等都是叶酸和硒元素的"富矿"，不妨多吃。

防肠癌 谷物 + 蔬菜 + 红葡萄酒：调查发现，喜欢吃各类杂粮、新鲜蔬菜并适量饮用红葡萄酒的人，其肠癌发生的可能性明显降低。因为红葡萄酒中含有阿司匹林成分，故有助于降低患癌的概率。

防肺炎 维生素 A+ 硒：具有抗氧化与调节免疫作用的维生素 A 和硒元素，能使儿童免遭肺炎之害。已患肺炎的儿童多摄入这两种营养素，也可以缓解病情，加快康复。

防流感 维生素 C+ 铜：服用维生素 C 究竟能否预防流感，关键在于人体内是否有足量的铜。奥妙在于铜离子可积聚在流感病毒表面，为维生素 C 提供攻击的"靶子"，从而置流感病毒于死地。因此，在流感盛行时，除了要服用一定量的维生素 C，还需多吃些含铜的食物，如动物肝脏、芝麻、豆类等。

吃蔬菜的学问

多吃新鲜蔬菜　新鲜的青菜买来存在家里不吃，便会慢慢损失维生素，如菠菜在 20℃时，存放 24 小时维生素 C 损失达 84%。因此要尽量多吃新鲜蔬菜。

不应舍弃的营养部分　有人在吃豆芽菜时只吃上面的芽儿而将豆子丢掉。事实上，豆中含维生素 C 比芽儿的部分多 2～3 倍。再就是做饺子时把菜汁挤掉，维生素会损失 70% 以上。正确的方法是：切好菜后用油拌好，再加盐和调料，这样油包菜就不会出汤了。

炒菜用旺火　据测定，大火快炒的菜，维生素 C 损失仅 17%，若炒后再焖，菜里的维生素 C 损失 59%。因此炒菜要用旺火，这样炒出来的菜，不仅色美味好，而且营养损失少。炒菜时加少许醋，也有利于维生素的保存。

炒好的菜趁热吃　有人为节省时间，喜欢提前把菜炒好，然后在锅里温着，等人齐了一起吃或下顿温热着吃。其实，蔬菜中的维生素 B_1 在炒好后温热的过程中会损失 25%。炒好的白菜若保温 30 分钟会损失 10%，若长达 1 小时，就会损失 20%。

吃菜更要喝汤　许多人爱吃青菜却不爱喝汤，事实上，炒菜时大部分维生素溶解在菜汤里。以维生素 C 为例，小白菜煮好后，维生素 C 会有 70% 溶解在菜汤里；新鲜豌豆放在水里煮沸 3 分钟，维生素 C 有 50% 溶在汤里。在洗切青菜时，若将菜切了再冲洗，大量维生素就会流失到水中。

蔬菜营养排排队

科学家根据蔬菜所含营养成分的高低，将它们分为甲、乙、丙、丁 4 类。

甲类蔬菜　富含胡萝卜素、核黄素、维生素 C、钙、纤维素等，营养价值较高，主要有小白菜、菠菜、芥菜、苋菜、韭菜、雪里蕻等。

乙类蔬菜　营养次于甲类，通常又分3种。第一种含核黄素，包括所有新鲜豆类和豆芽；第二种含胡萝卜素和维生素C较多，包括胡萝卜、芹菜、大葱、青蒜、番茄、辣椒、红薯等；第三种主要含维生素C，包括大白菜、卷心菜、菜花等。

丙类蔬菜　含维生素类较少，但含热量高，包括土豆、山药、芋头、南瓜等。

丁类蔬菜　含少量维生素C，营养价值较低，有冬瓜、竹笋、茄子、茭白等。

蔬菜颜色不同，营养有别

青萝卜与白萝卜　白萝卜味辛，性凉。成分主要有果糖、蔗糖和葡萄糖，B族维生素及维生素C。白萝卜中含有芥子油，有促进胃肠蠕动、增进食欲、帮助消化的功效。青萝卜味甘，性凉，所含的成分与白萝卜差不多。但它含有维生素A，其食疗功用较白萝卜更好。它不但能够清肺胃热毒，甚至对煤气中毒也有显著的解毒功用。因肺部受到这些毒气伤害，而觉得胸部不适时，可用青萝卜煎水饮或生吃，有极佳的解肺毒效果。

黑木耳与白木耳　二者所含成分大致相近，均含蛋白质、脂肪、碳水化合物、纤维、胶质及磷、铁、钙、镁、钾、硫、钠等。黑木耳具有滋养、益胃、活血、润燥之功，主治高血压、崩漏、痔疮、便秘出血、下痢便血等症。黑木耳是各种食物中含铁量非常高的，补铁的效果也更好。白木耳（又称银耳）具有生津润肺、滋阴养胃、益气活血、补脑强心的作用，临床上用于肺热咳嗽、便秘下血、月经不调以及血管硬化症、高血压等症。

紫甘蓝与绿甘蓝　紫甘蓝色泽艳丽，较之普通甘蓝质更脆、味更甜。其营养价值明显高于普通结球甘蓝，紫甘蓝每100克鲜叶的蛋白质和碳水化合物含量分别是普通甘蓝的1.4和2.0倍，铁、锌、维生素A、维生素C等成分也高于普通甘蓝。并且含有很高的抗衰老素SOD（超氧化物歧化酶），经常食用具有延缓衰老和保健功效。

红辣椒与绿辣椒　据测量，每100克红辣椒含维生素C 200毫克，是绿辣椒的 2 倍。另外，红辣椒还富含胡萝卜素、维生素 B_6、维生素 E、叶酸等，这些均是增强人体免疫力的重要成分。故辣椒红优于绿。

黄豆芽与绿豆芽　绿豆芽所含维生素 C 比黄豆芽更多，每 100 克绿豆芽含维生素 C 16 毫克，而黄豆芽则为 6 毫克。绿豆芽易于消化，清热解毒作用比较强。但是，黄豆芽中蛋白质和其他营养素含量比绿豆芽、黑豆芽略高一些。据测定，每 100 克黄豆芽中含蛋白质 11.5 克、脂肪 2.0 克、碳水化合物 7.1 克，还含有钙、磷、铁、胡萝卜素及其他维生素。黄豆芽中维生素 B_2 含量较高，春季适当吃黄豆芽有助于预防口角发炎。

红番茄与黄番茄　黄色小番茄与红色番茄的营养价值类似，但颜色鲜艳的红色番茄还含有丰富的维生素 A、番茄红素与胡萝卜素，具有抗氧化、防癌的功效。

紫茄子与白茄子　紫茄子的营养价值高于白茄子，因为紫茄子富含维生素 P，它可增加微血管的抵抗力，防止血管脆裂出血。

四种蔬菜延年益寿

长寿菜之一：含碘冠军——海带　海带中的钙具有防止血液酸化作用，而血液酸化正是导致癌变的因素之一。海带又称"含碘冠军"，其有机碘有类激素样作用，能促进胰岛素及肾上腺素质激素的分泌，提高脂蛋白酯酶活性，促进葡萄糖和脂肪酸在肝脏、脂肪、肌肉组织的代谢和利用，从而发挥其降其糖、降血脂作用。海带含有丰富的钾，因此能防治高血压。

长寿菜之二：氨基酸皇后——香菇　香菇含有 30 多种酶和 18 种氨基酸。人体所需的 8 种氨基酸，香菇中含有 7 种，是名副其实的"氨基酸皇后"。每 100 克干香菇中含有蛋白质 13 克，还含有其他各种营养成分。

长寿菜之三：天然保健品——蕨菜　蕨菜富含蛋白质、脂肪、糖类、矿物质和多种维生素。能去痰生津、清气上升、浊气下降，常吃眼清目明、肤色润滑，是天然保健品。

长寿菜之四：天然抗生素——马齿苋　马齿苋除含有蛋白质、脂肪、糖、粗纤维及钙、磷、铁等多种营养成分外，也含有大量去甲肾上腺素和大量钾盐，具有降低血糖浓度、降低血压、保护心脏的作用。马齿苋还含有大量维生素 E、维生素 C、胡萝卜素及谷胱甘肽等抗衰老有效成分。

经药理实验证实，马齿苋对痢疾杆菌、大肠杆菌和金黄色葡萄球菌等多种菌都有较强抑制作用，有"天然抗生素"的美称。

五种蔬菜可减轻动脉硬化

美国医学专家发表研究报告说，椰菜、四季豆、嫩玉米、豌豆和胡萝卜这五种普通蔬菜混合食用可减少 38% 的动脉硬化。

研究表明，富含绿色和黄色蔬菜的饮食可抑制动脉硬化，减少患心脏病的风险，而且多食蔬菜还可以抑制发炎症状，众所周知，动脉硬化过程与动脉发炎密切相关。大量人体研究还表明，富含蔬菜的饮食可以降低患心血管疾病的风险，并可降低血压，增加"好"胆固醇的数量。

大白菜清肠胃

大白菜味美清爽，开胃健脾，含有蛋白质、脂肪、多种维生素及钙、磷、铁等矿物质，常食用有助于增强免疫功能，对健康健美也有意义。大白菜中含有大量的粗纤维，可促进肠壁蠕动、帮助消化、防止大便干燥、促进排便、稀释肠道毒素，既能治疗便秘，又有助于营养吸收。白菜含有活性成分吲哚 -3- 甲醇，实验证实，这种物质能帮助体内分解与乳腺癌发生相关的雌激素，如果妇女每在吃 500 克左右的大白菜，可减少乳腺癌发生率。

菠菜保护眼睛

美国一项调查显示，食用大量菠菜也许可降低老年失明的危险。这要归功于类胡萝卜素——一种存在于绿色多叶蔬菜和黄色蔬菜中的色素。哈佛大学医学院一个研究小组指出，每天吃大量菠菜的人，患上视网膜黄斑变性的机会可减少 43%。

西红柿可阻止静脉血栓形成

普通西红柿含有抗血栓元素黄酮素，因而具有阻止静脉血栓形成的独特功效。这是苏格兰科学家得出的最新结论。在一项有 200 名志愿者参加的试验中，饮用约 200 毫升西红柿汁使受试者的血液黏稠度平均下降了70%。血液黏稠度下降使血栓难以形成，同时还可以降低患中风和心肌梗死的风险。西红柿这种良好的效用在 97% 的受试者身上都有显现，其效果可长达 18 个小时。

多吃西红柿可以防晒

德荷两国的科学家在研究中发现，如果每个人每天食用 40 克西红柿酱，被太阳晒伤的风险将减少 40%，如果再加上 10 克橄榄油，那么防晒的效果就会更好。科学家认为，这可能是番红素在防晒伤方面起着主要的作用。

吃西红柿不易长皱纹

德国科学家发现，爱吃西红柿的人皮肤皱纹比一般人要少得多。

自由基是导致皮肤过早老化和皮肤癌的主要因素。抗氧化剂可以防止自由基对皮肤的破坏，但人体自身产生的抗氧化剂不足以阻止自由基对皮肤的破坏，需要靠维生素 A、C、D、E 及胡萝卜素等来补充，西红柿中含有丰富的抗氧化剂。

慎吃白糖拌西红柿

西红柿拌白糖，香甜爽口，很多人喜欢吃。但有些人吃后，却出现腹泻、腹痛、肛门烧灼等症状，内服治痢疾或肠炎药物都不见效，这就是螨虫在作怪。

在有糖的场所，螨虫数量之多，非常惊人。螨虫不仅可致腹泻，而且还可钻入肠黏膜，形成溃疡。

家里贮存的白糖，要置于干燥通风之处，不要长期贮存。用白糖拌凉菜应加热处理后再食用，一般加热到70℃（3分钟），螨虫可被杀死。

多吃胡萝卜，皮肤更光嫩

德国皮肤病学专家经研究证实，多吃胡萝卜、西红柿和红色菜椒的女性会因面部皮肤光嫩而显得比同龄人年轻。

维生素A、C、D和E具有特别明显的抗皮肤衰老的功效，不仅可令皮肤产生抗体，防止太阳辐射或空气中有害物质可能造成的损伤，而且可延缓皮肤的老化、增强皮肤的弹性。

在人体无法自然生成足够维生素来维护皮肤健康的情况下，最有效的获取方法就是多吃富含维生素A、C、D和E的各种蔬菜和水果，尤其是胡萝卜、西红柿和红色菜椒。目前，已证明，吃下上述3种蔬菜的1～3天内，皮肤中相应的有效物质成分不会有所改善。如坚持吃下去，这种自然肌肤美容的效果会非常有效。

胡萝卜不宜当下酒菜

专家提醒，饮酒时不能将胡萝卜当作下酒菜。酒与胡萝卜同食，胡萝卜中含有的丰富的类胡萝卜素，会与酒精一同进入人体，在肝脏中产生毒素，导致肝病。

生吃萝卜能诱生干扰素

科研人员研究发现，生食萝卜所诱生的干扰素对人的胃癌、食管癌、鼻咽癌和宫颈癌等有显著的抑制作用。

萝卜的食用方法：生食＋细嚼。另外，进食萝卜后，半小时内最好不要进食其他食物。进食的量，一般大约为每天 100 ~ 150 克。具有诱生干扰素作用的萝卜，包括白萝卜、青萝卜、红皮萝卜、心里美萝卜等，但不包括胡萝卜。

吃黄瓜可降血压抗衰老

有研究显示，黄瓜富含具有抑制糖类物质转化为脂肪的丙醇二酸，有助人们减肥健美；同时，黄瓜还含有丰富的维生素 E，能抗衰老。原先的研究已证实，黄瓜富含糖类、胡萝卜素、维生素 C 和无机盐等物质，其中维生素 C 能增强人体血管弹性防止硬化；黄瓜叶、藤、根均可入药，清热、解毒、利尿，尤其是黄瓜藤有降血压作用。

丝瓜祛暑清心

丝瓜不仅营养丰富，而且具有清暑凉血、解毒通便、祛风、化痰、润肌美容、通经络、行血脉、降血压、下乳汁等功效。丝瓜全株可入药。瓜根、瓜藤、瓜叶有止咳、祛痰、活血通络及抵抗细菌的作用，鲜丝瓜叶可擦治顽癣。丝瓜花微苦、性寒，清热解毒，可用于肺热咳、咽痛、鼻炎、痔疮等的治疗。丝瓜子有清热、化痰、润燥、解毒的作用。丝瓜络更是一味常用中药，具有清热解毒、活血通络、利尿消肿的功效。

苦瓜激发免疫力

现代医学研究发现，苦瓜中存在一种具有明显抗癌作用的活性蛋白质，这种蛋白质能够激发体内免疫系统的活性，清除体内的有毒物质。尤其是女性，多吃苦瓜还有利经作用。

孕妇慎食苦瓜

苦瓜内含有奎宁，奎宁会刺激子宫收缩，引起流产。所以孕妇不适合吃苦瓜。虽然奎宁在苦瓜中的含量很少，孕妇适量吃点并无大碍，但是为了慎重起见，孕妇还是应该少吃苦瓜。

多吃蒜薹防痔疮

蒜薹内含大蒜素、大蒜新素，能抑制金黄色葡萄球菌、链球菌、伤寒杆菌、霍乱弧菌等细菌的生长繁殖。蒜薹的外皮含有丰富的纤维素，能刺激大肠排便，调治便秘。如果平时多吃一些蒜薹，可以预防痔疮的发生，降低痔疮的复发次数，并对轻、中型痔疮有一定的治疗作用。

芹菜生吃才降压

芹菜具有消炎、降压、镇静、消热止咳、健胃利尿等作用，经常食用能除烦热、下瘀血。

芹菜含有多种维生素，其中维生素 P 可降低毛细血管的通透性，增加血管弹性，具有降血压、防止动脉硬化和毛细血管破裂等功能，是高血压患者和中老年人夏季保健的食品。

但是，芹菜的降压作用炒熟后并不明显，最好生吃或凉拌，连叶带茎一起嚼食，可以最大限度地保存营养，起到降压的作用。

辣椒营养又防病

辣椒中含有丰富的维生素 C、β – 胡萝卜素、叶酸、镁及钾。辣椒中的辣椒素具有抗炎及抗氧化作用，有助于降低心脏病、某些肿瘤及其他一些随年龄增长而出现的慢性病的风险。研究发现，有辣椒的饭菜能增加人体的能量消耗，帮助减肥。另外，经常食用辣椒可以有效延缓动脉样硬化的发展及血液中脂蛋白的氧化。

以前人们认为，经常吃辣椒可能刺激胃部，甚至引起胃溃疡。但事实刚好相反。辣椒素不但不会引起胃酸分泌的增加，反而会抑制胃酸的分泌，刺激碱性黏液的分泌，有助于预防和治疗胃溃疡。

卷心菜生吃才抗癌

美国癌症研究会指出，那些在青春期每周摄取 3 份或更多份卷心菜的妇女，与那段时间每周摄入 1.5 份以下卷心菜的妇女相比，乳腺癌的患病风险降低了 72%。不过，研究小组发现，长时间烹调的卷心菜，比如炖的和煨的卷心菜不能降低患病风险，以生的或短时间烹调过的卷心菜效果最好。

多吃菠菜豆角延缓大脑衰老

荷兰一项研究显示，50 岁以上中老年人补充叶酸有助于提高记忆力、延缓大脑功能退化。

荷兰瓦赫宁恩大学的研究人员对 800 名年龄介于 50 ～ 70 岁的中老年人进行了为期 3 年的研究。研究人员在研究前和研究结束后对这些人进行了记忆力测试显示，补充叶酸者的记忆水平与比其年龄小 5 岁的人相当；在认知速度、信息处理能力和全面思维能力的测试中，补充叶酸者相当于比其年龄小 2 岁者的水平。

叶酸，又称维生素 B_9，是一种安全并有益健康的维生素。菠菜和豆角等蔬菜中富含叶酸。孕妇常补充叶酸有利于婴儿神经系统的健康，可预防婴儿出现脊椎裂等先天性缺陷。

卷心菜健胃防癌

现代医学检测，卷心菜富含维生素 C、维生素 E、果酸、纤维素、胡萝卜素以及微量元素钼等。卷心菜含有大量维生素 U 样物质，曾被提取做成药品用于防治胃及十二指肠溃疡，具有止痛及促进溃疡愈合的作用。卷心菜含有较多的维生素 E，可以提高免疫功能、增强抗病能力。卷心菜还含有多种分解亚硝胺的酶，可抑制致癌物亚硝胺的致突变作用。卷心菜中的微量元素钼对清除致癌物也有一定作用。

南瓜抗癌

南瓜甘温，能补中益气、通络止痛、解毒杀虫。南瓜可以防癌：一是南瓜中含有甘露醇，可通利大便，防治结肠癌；二是南瓜中富含维生素 A，可以降低机体对致癌物质的敏感性，预防肺癌、膀胱癌；三是南瓜中含有可分解亚硝胺的酶。

需要注意的是，南瓜易产气，对于爱生气和平时容易脘腹胀满的人，最好不要多吃，更不能和红薯、土豆放在一起吃，这样会增加脘腹胀满的程度。

常吃紫菜，可保肝脏

紫菜含有丰富的维生素和矿物质，特别是维生素 A、B_1、B_{12}、C、E 等。它所含的蛋白质与大豆差不多，是大米的 6 倍，维生素 A 约为牛奶的 67 倍，核黄素比香菇多 9 倍，维生素 C 为卷心菜的 70 倍。它还含有胆碱、胡萝卜、硫胺素等多种营养成分。

由于紫菜蛋白质含量高，容易消化吸收，很适合老年人食用。

紫菜可以预防人体衰老，它含有大量可以降低有害胆固醇的牛磺酸，有利于保护肝脏。

紫菜 1/3 是食物纤维，可以增强肠蠕动、保持肠道健康，特别有利于预防大肠癌。

因为紫菜中含有较丰富的胆碱，常吃紫菜对记忆衰退有改善作用。

多吃海苔延缓衰老

海苔浓缩了紫菜当中的各种 B 族维生素，特别是核黄素和烟酸的含量十分丰富，还有不少维生素 A 和维生素 E，以及少量的维生素 C。海苔中含有 15% 左右的矿物质，其中含硒和碘尤其丰富，这些矿物质可以帮助人体维持机体的酸碱平衡，有利于儿童的生长发育，对老年人延缓衰老也有帮助。但脾胃虚寒、容易腹胀的人不宜多吃，因为中医认为紫菜味甘咸，性寒。

气虚感冒者少吃香菜

中医认为，香菜辟一切不正之气，有温中健胃的作用。寒性体质的人适当吃点香菜可以缓解胃部冷痛、消化不良、麻疹不透等症状。

但是，容易患感冒的人，却应该避免食用香菜。因为这类人常存在不同程度的气虚，而香菜味辛能散，多食或久食，会耗气、损精神，进而引发或加重气虚，导致感冒更加频繁。除了反复感冒外，气虚者还常表现为多汗、乏力、卷怠等不适，上述气虚症状明显者，最好少吃或不吃香菜。产后、病后初愈的患者也常常存在一定程度的气虚，因此也应对香菜"敬而远之"。

芦荟与仙人掌不能随便吃

我国传统医学认为，仙人掌性味苦寒，具有行气活血、清热解毒、散瘀消肿之功效。现在市场上可见的仙人掌大多是野生的，其作用原本仅供观赏。它们一般都含有一定量的毒素和麻醉剂，经常食用不会有食疗作用，还会导致神经麻痹。目前经权威部门检测，只有墨西哥品种"米邦塔"一种可以食用，而全国现有此种仙人掌面积仅1000多亩，在北方也少有种植者。

芦荟具有清热燥湿、通便杀虫之功效。专家指出：并不是所有芦荟都能吃，也不是能吃的芦荟就可随便吃。芦荟有300多个品种，可以入药的只有10多种，而可食用的仅有几种。大多数专家对芦荟入菜还是持谨慎态度。即使是可作用蔬菜食用的芦荟，依然有量的限制，一般的标准限量是每人每天不宜超过15克，而且必须去皮，因为可能导致腹泻的芦荟大黄素含于内皮中。

荸荠和菱不宜生吃

在生荸荠和生菱表面，常常寄生着姜片虫的幼虫，如果用嘴去啃皮、生吃的话，姜片虫就很容易由口腔进入胃肠，在小肠里发育，经3个月左右又变成成虫。得了姜虫病以后，可能出现恶心、呕吐、腹泻等症状，影响健康，所以荸荠和菱不宜生吃。

每天吃一个土豆好处多

防中风 土豆中含有丰富的B族维生素和优质纤维素，在人体延缓衰老过程中有重要的作用。土豆富含膳食纤维、蔗糖，有助于防治消化道癌症和控制血液中胆固醇的含量；其中的黏体蛋白质，能预防心血管疾病。与其他富含钾元素的食物如香蕉、杏、桃一样，土豆能减少中风的危险，且无任何副作用。有学者指出，每日吃1个土豆，可使中风的机会下降40%。

减肥 吃土豆不必担心脂肪过剩，因为它只含0.1%的脂肪，是其他所有充饥食物望尘莫及的。吃土豆不必担心营养单一，有损健康。土豆含的优质蛋白首屈一指，无论是营养价值还是保健功能，都不在黄豆之下，即便是人体需要的其他营养素如碳水化合物、各种维生素、矿物质等，它也比米面更全面。

养胃　土豆能和胃调中、健脾益气，对治疗胃溃疡、习惯性便秘等疾病有裨益，兼有解毒、消炎的作用。

吃红薯可防钙流失

营养学家发现，红薯含有大量钾和镁，可以维持人体体内的离子平衡，减缓因年龄增长而造成的钙质流失。适量吃一些红薯还具有减肥、抗癌效果。此外，红薯具有"补中益气"的作用，能提高消化器官的机能、滋补肝肾，对机体的衰弱也有恢复效果。红薯对治疗肝炎和黄疸也有一定的帮助。

红薯是世界卫生组织评选出来的"十大最佳蔬菜"的冠军，营养学家也称红薯为"营养最均衡的食品"。营养学家指出，红薯在午餐这个黄金时段吃，效果更好。

吃山药的六大好处

健脾止泻　腹泻是常见病，有些是功能性的，与细菌、病毒感染无关，不必使用抗生素之类，这时山药就能发挥作用。而且对于霉菌性的腹泻也有明显作用，每天煮食山药 500 克，分两三次吃即可。如果能磨成山药粉，则每次吃 15 克。

补益强身　平时体虚之人，应趁变凉时加紧进补，以备冬天不时之需。山药补而不热、温而不燥，最适合老年人需要，常吃有益无害，每天吃山药 100 克左右，连续吃 1 ~ 2 个月，以量变求质变，缓而求功。

补肺润燥　久病虚损的慢性咳嗽，可以吃山药调治。山药是天然补肺润燥之品，在临床上是治疗肺虚久咳、虚喘的良药，每天 250 克左右，缓以图功。

涩精止尿　遗精、尿频都是肾虚所致，山药补脾的同时，还能补肾，提前吃点山药，可以防患于未然，对冬季易加重的上述疾病大有好处。

固涩止带 妇女白带增多，无色无味者，可常吃山药以治之。山药有很好的健脾化湿、固涩止带功能，不论是脾虚带下还是肾虚带下，长食山药均可奏效。

润肤祛燥 山药能生津润燥，有滋养皮肤、毛发的功能，故有美容作用。秋季皮肤极易干燥，使人毛发枯槁，容颜失华，因此多吃山药，能润泽皮肤和毛发。

豆腐的营养

豆腐作为食药兼备的食品，具有益气、补虚等多方面的功能。据测定，一般 100 克豆腐含钙量为 140 ~ 160 毫克，豆腐又是植物食品中含蛋白质比较高的，含有 8 种人体必需的氨基酸，还含不饱和脂肪酸、卵磷脂等。因此，常吃豆腐可以保护肝脏，促进机体代谢，增加免疫力并且有解毒的作用。

豆腐不足之处是它所含的大豆蛋白缺少一种必需氨基酸——蛋氨酸，若单独食用，蛋白质利用率低，如搭配一些别的食物，使大豆蛋白中所缺的蛋氨酸得到补充，使整个氨基酸的配比趋于平衡，人体就能充分吸收利用豆腐中的蛋白质。蛋类、肉类蛋白质中的蛋氨酸含量较高，豆腐应与此类食物混合食用，如豆腐炒鸡蛋、肉末豆腐、肉片烧豆腐等。这样搭配食用，便可提高豆腐中蛋白质的利用率。

多吃冻豆腐降低胆固醇

据测试，冻豆腐中含蛋白质 63.4%、脂肪 26.4%、碳水化合物 7.2%、水分 0.4%，其余 2.6%。在冻豆腐的脂肪中，大约 60% 是亚油酸。这些亚油酸在人体中有除去胆固醇的作用。此外，冻豆腐还含有卵磷脂，在人体内可形成胆碱，有防止动脉硬化的效果。因此，胆固醇高者不妨多吃冻豆腐。

哪些人不宜多食豆腐

缺碘者　制作豆腐所常用的原料大豆，含有皂苷，它能预防动脉粥样硬化，但又能促进人体内碘的排泄，长期过量食用豆腐容易引起碘缺乏病。因而吃豆腐时，应搭配些含碘丰富的海带、裙带菜等食物。

体弱者　豆腐中含有丰富的蛋白质，一次食用过多，不仅阻碍人体对铁的吸收，而且容易引起蛋白质消化不良，出现腹痛、胀气等不适症状。另外豆腐性偏寒，易腹泻、腹胀的脾胃虚寒者，以及常有遗精早泄，手足发凉等肾阳不足表现者不宜多食。

肾功能不全者　在正常情况下，人体所摄入的植物蛋白经过代谢，大部分转化为含氮废物，由肾脏排出体外。老人肾脏排泄能力下降，若大量食用豆腐，摄入过多的植物性蛋白，会加重肾脏的负担，使肾功能进一步衰退，不利于身体健康。

痛风者　豆腐含嘌呤较多，嘌呤代谢失常的痛风病人和血尿酸浓度增高的患者均应慎食。

豆腐渣的食疗保健功能

豆腐渣营养丰富，据测定，在豆腐渣的干物质中含蛋白质 29.3%、脂肪 12.4%、食物纤维 51.8%、灰分 3.54%，这些营养物质均高于一般谷物类食品。

豆腐渣的保健作用：

降血脂　豆腐渣所含的食物纤维、异黄酮与钙，均具有降低血清胆固醇、降低血脂的作用。如食物纤维不仅能阻止胆固醇的吸收，而且能够有效地降低血中胆固醇，从而对预防血黏度增高、高血压等疾病都有益。

降血糖　豆腐渣含有丰富的纤维素，所吃食物中的糖分会吸附在纤维素上，使糖分吸收变慢，从而有效地抑制血糖急剧上升。同时纤维素还具有促进胰岛素的分泌作用，所以，经常吃些豆腐渣能降血糖、防治糖尿病。

减肥　豆腐渣是一种低热量、高纤维的食品，由于在胃中停留时间较长，具有解除饥饿、产生饱腹感的特点。正因为含热量低，食后不会转变成脂肪，而所含的丰富纤维素又能够阻止对脂肪的吸收，故经常性吃些豆腐渣可起到预防肥胖和减肥的效果。

防治动脉硬化　豆腐渣由于富含纤维素，所以能吸收胆汁和十二指肠中的胆固醇，然后随大便排出体外，这就相应地减少了胆固醇在血管壁上沉积，从而起到了防治动脉硬化、冠心病和脑中风的作用。

防治便秘　豆腐渣富含食物纤维，若经常吃些豆腐渣，不仅可增加粪便体积，使粪便松软，而且能够促进肠蠕动，从而有利于排便，能够防治便秘、肛裂和痔疮。

常吃豆豉预防脑血栓

研究证明，豆豉不仅营养价值极高，而且常吃还有促进人体新陈代谢及预防老年痴呆的作用。

据测定，每 100 克豆豉含蛋白质 31.2 克、脂肪 19.9 克、碳水化合物 22.8 克、粗纤维 4.5 克、钙 331 毫克、铁 13.7 毫克、磷 503 毫克、核黄素 0.61 毫克，还含维生素 C 和 B 族维生素等。

有研究表明，老年人吃豆豉有帮助消化、增强免疫力、提高肝脏解毒能力等效果，经常食用还能促进体内新陈代谢，起到清除血中毒素、净化血液的作用，对减少血中胆固醇、降低血压也有一定帮助。

吃豆制品要多吃海带

豆制品中含有多种皂角苷，皂角苷既能阻止容易引起动脉硬化和衰老的过氧脂质的产生，又能抑制脂肪的吸收、促进脂肪分解。但是皂角苷也有不足之处，那就是会把体内的碘排出去。碘是甲状腺的成分之一，如果缺乏碘，甲状腺激素的生成就会减少，从而引起甲状腺功能亢进病。因此，如果经常吃豆制品，就应该多吃一些海带，避免缺碘。

常吃葱蒜可使大脑更健康

科学家研究发现，常食葱和蒜能降血脂、降血糖及降血压。在饮食中适量增食葱、蒜，不仅大脑健康不衰，还能调节人体免疫系统的功能。

科学家发现，蒜和少许的维生素 B_1 在一起，可以增强人的大脑活动所需能量。大蒜在酒精的化学作用下，能产生具有抗血小板凝结的功效，具有杀菌防癌和降血脂、降血糖、降血压的作用，可以预防因脑血管和心血管病变而引起的各种意外疾病，对治疗因脑血栓引起的身体瘫痪也有一定疗效。

四类人不宜食大蒜

大蒜虽好，却并非人人皆宜，尤其是以下四类人群，更应谨慎食用。

眼病患者 青光眼、白内障、结膜炎、睑腺炎、干眼症等患者平时最好少吃大蒜。中医认为，长期大量食用大蒜会"伤肝损眼"，因此，眼病患者应尽量不吃大蒜，特别是身体差、气血虚弱的病人更应忌食，否则进食长了会出现视力下降、耳鸣、头重脚轻、记忆力减退等现象。

肝病患者 很多人通过吃大蒜来预防肝炎，甚至有人在患肝炎后仍然每天吃大蒜。这种做法对肝炎病人极为不利，因为大蒜对肝炎病毒并没有杀灭作用，相反，大蒜的某些成分对胃、肠还有刺激作用，会抑制肠道消化液的分泌，从而加重肝炎病人的恶心等诸多症状。另外，大蒜的挥发性成分还会使血液中的红细胞和血红蛋白降低，并有可能引起贫血，不利于肝炎的治疗。

部分腹泻患者 发生非细菌性的肠炎、腹泻时，不宜生吃大蒜。如果再吃生大蒜，辛辣味的大蒜素会刺激肠道，便肠黏膜充血、水肿加重，促进渗出，使病情恶化。如果已经发生腹泻，更应禁食大蒜。

其他疾病的重症患者 食用大蒜对得重病、正在服药的病人会引发明显的副作用，不但会使药失效，还有可能与药物产生连锁反应，使病情加重。

生姜能防胆结石

生姜中所含的大量姜酚，能抑制前列腺素的分泌过多，减少胆汁中黏蛋白含量，不至于因黏蛋白过多而与胆汁中钙离子和胆红素结合，从而可以预防胆结石的形成。此外，生姜中含有较多的油树脂，有较强的利胆作用。因此，胆囊炎患者常吃些生姜大有益处。

如何科学吃肉

肉食既给人以良好的口感与丰富的养分，又存在着含脂量高的弊端，如何趋利避害呢？

多禽少畜　这是指肉食的选择而言的。肉食有猪、牛、羊等畜肉，也有鹅、鸭等禽肉，两类肉食对人体健康的影响大有区别。鹅、鸭脂肪的化学结构更接近于橄榄油，不仅无害于心脏，反而可能有一定的保护作用。

多骨少肉　就畜类食品而言，肝、胃、肠、骨等更是美味佳肴。以猪骨为例，其蛋白质、钙、铁和能量毫不逊色于猪肉，且其养分容易被人体吸收，很适合胃口与消化功能皆有不同程度减退的老年人食用。

多炖少炒　炖肉鲜嫩柔软，适合老年人咀嚼。炖食可以消除猪肉的某些弊端。实验表明，长时间炖煮使脂肪减少30%～50%、不饱和脂肪酸增加、胆固醇含量下降。

肥胖人群应吃这些肉

兔肉　含蛋白质较多，营养价值较高，含脂肪较少，因此是胖人比较理想的肉食。

牛肉　营养价值仅次于兔肉，蛋白质及氨基酸含量较多，而且含脂肪和胆固醇较低，因此，特别适合胖人和高血压、血管硬化、冠心病及糖尿病患者适量食用。

鱼肉 一般畜肉的脂肪多为饱和脂肪酸，而鱼的脂肪却含有多种不饱和脂肪酸，具有很好的降胆固醇作用。所以胖人吃鱼肉较好，即能避免肥胖，又能防止动脉硬化和冠心病的发生。

鸡肉 蛋白质含量较高，脂肪含量较低。所以适当吃些鸡肉，不但有益于身体健康，而且也不会引起肥胖。

适量吃肥肉可健脑

从某种意义上讲，高效率的思维活动需要高质量的脂肪来保证，而高质量的脂肪来源无疑是动物的肉，最好是肥瘦兼有的肉。尤其要指出的是，动物脂肪中含微量的直接健脑的物质——脑磷脂。

老人吃肉不宜太少

许多老人认为，应该尽量少吃肉，饮食越清淡越好。其实，老人长期不吃肉，同样会给身体带来危害。

老人吃得过分清淡，体内的血红素含量就会降低，容易引发缺锌性贫血。另外，缺肉还会降低老人的身体免疫力，使体质下降，更容易受到疾病的侵袭。尤其是很多老人都喜欢锻炼，锻炼会消耗能量，如果长期不吃肉，更没有足够的体力锻炼身体了。

肉类中含有丰富的蛋白质，老人吃点肉可以从中摄取蛋白质和脂肪，满足身体代谢的需要。老人想要身体健康，应该注意吃多种多样的食物，这样人体所需的营养素才能齐全。适当吃点肉，可以给身体补充足够的能量。在吃肉的同时吃点蔬菜和水果，可起到清理肠胃的作用，帮助脂肪代谢。

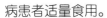

吃牛肉更聪明

一项研究结果表明，多吃牛肉能使人更加聪明。牛肉中含有丰富的肌氨酸，肌氨酸可以提高人的智力，尤其对于像学生考试这样需要"临时提高智力的场合"效果更明显。悉尼大学45名吃素食的学生做过一项服用肌氨酸的对比实验。实验结果表明，服用肌氨酸的学生，在记忆能力和分析能力上均强于没有服用肌氨酸的学生。牛肉中的肌氨酸含量比其他食品都高，这使它对增长肌肉、增强力量特别有效。

羊肉要配凉性蔬菜吃

羊肉可促进消化、保护胃壁、修补胃黏膜，是冬季大补的佳品，但羊肉性温热，常吃容易上火。因此，吃羊肉时，可以搭配一些凉性蔬菜，如冬瓜、丝瓜、油菜、菠菜、白菜、金针菇、莲藕、茭白、笋、菜心等，能起到清凉、解毒、去火的作用。这样既能利用羊肉的补益功效，又能消除羊肉的燥热之性。如果有条件，还可以放点莲子心，有清心泻火的作用。

海带炖肉平衡人体酸碱度

肉类含有相当高的酸性度，如果每天吃肉会使血液呈酸性。人体内酸碱如果不平衡就会引起疾病，严重时会因血液转变成酸性而导致酸中毒。人体本身为防止血液成酸性，身体各个部分血清、肌肉、心脏、骨等都要调节出碱性成分来中和这部分摄食到的酸。这实质上增加了体内其他部分的负担。

奥地利营养专家认为最好的办法是调整饮食结构：在吃了酸性食品的同时，吃点碱性食品，保持原来血液的微碱性。如用海带炖肉就起到这个作用。

常吃猪蹄远离神经衰弱

中医认为，猪蹄性平，味甘咸，具有补虚弱、填肾精、健膝等功能。现代营养学研究表明，猪蹄含有丰富的胶原蛋白质。常食用猪蹄有利于减轻中枢神经过度兴奋，对焦虑状态及神经衰弱、失眠等也有改善作用。另外，猪蹄中的甘氨酸能够抑制脊髓运动神经元和中间神经元的兴奋性，食用猪蹄对调整正常的神经元的功能活动有积极作用。

吃肉不吃蒜营养减一半

吃肉时应适量吃一点蒜，否则，肉的营养不能最多的进入人体。

在动物肉食品中，尤其是瘦肉中含有丰富的维生素 B_1，然而其在体内停留的时间很短，会随小便大量排出，如果在吃肉时再吃点大蒜，肉中的维生素 B_1 能和大蒜中的大蒜素结合。这样可使维生素的含量提高 4 ~ 6 倍，而且能使维生素 B_1 溶于水的性质变为溶于脂的性质，从而延长维生素 B_1 在人体内的停留时间。

医学专家在研究中还发现：吃肉又吃蒜，能促进血液循环；提高维生素 B_1 在胃肠道的吸收率和体内的利用率，对尽快消除身体各部器官的疲劳、增强体质、预防大肠癌等都有十分重要的意义。

常食"红肉"增加患肠癌风险

科学家研究表明：常食红肉增加罹患肠癌风险。欧洲科学家对将近 50 万成人开展研究后发现，每天吃两份牛肉、羊肉、猪肉或者火腿和咸肉等红肉制品者，罹患肠癌概率增加 1/3。

科学家对包括英国在内 10 个欧洲国家的 47.8 万成年男女展开调查，并对他们作了五年跟踪调查。科学家发现，与一星期只吃一份红肉的人相比，每天吃两份红肉的人罹患肠癌概率增加 35%。高危险人群是每天食用红肉超过 160 克的人。调查期间，科学家总共诊断出 1329 例结肠癌或直肠癌病例。除红肉外，科学家还考虑了吸烟、肥胖、酗酒等影响肠癌患病概率的因素。

　　科学家说，对大量从蔬菜、水果和谷物中摄取粗纤维的人而言，吃红肉带来的风险会减少。"欧洲癌症和营养前景调查"显示，定期食用红肉及其肉制品，但很少从蔬菜和谷物中摄取纤维的人罹患肠癌几率增加。

食肉安全九忌

　　动检专家指出，人们消费动物产品的安全取决于两方面因素：一个是动物产品本身是否有问题，另一个是消费者是否养成安全消费的好习惯。专家提醒消费者，在有关执法部门严控市场大力阻击劣、病动物产品流入市场的同时，消费者要养成安全食用习惯。

　　生肉忌急火快炒　有的猪、牛、羊、鸡、鸭生肉中含有酪酸状芽孢杆菌，它产生的外毒素能耐 80℃的高温，急火快炒的肉很难把它杀死，人吃后会中毒，所以炒肉应炒熟炒透。

　　肉类罐头忌不加温食用　因罐头内可能有肉毒素，所以食用时要经煮熟烧透，温度要控制在 100 ~ 120℃，时间要超过 10 分钟。

　　畜禽内脏忌生炒　据科学研究证明，猪、牛、羊、马、鸡、兔等都可能感染和携带乙型肝炎病毒，要在煮沸达 100℃，10 分钟以后才能灭死该病毒。而畜禽的内脏和血液中携带乙型肝炎病毒非常多，因此，畜禽内脏一般不宜生炒，一定要煮熟烧透后才能食用。

　　身体虚弱多病者和老年人应忌食老鸡　鸡喜欢吞食蜈蚣，老鸡体内积聚的毒素很重，因此，身体虚弱多病和老年人为防止中毒或加重病情最好不食。

　　鸡鸭淋巴组织、鸡屁股、鸭肛门及有肿瘤处都不可食用　杀鸡鸭时应把这些部位剔除掉。

　　肉类食物忌过咸　因为食用过咸的肉类会使人体内水钠潴留和心脏排血量增加，容易引起肾脏疾病和高血压。烹调肉类食物时应忌放过多的食

盐，并忌食咸肉。

某些病人忌食肥肉和猪肉罐头 关节炎、胰腺炎、胆囊炎、癌症、心血管疾病、脑血管疾病、糖尿病、急性肝炎、肝硬化腹水、肥胖症等病人应忌食肥肉和猪肉罐头。

晚餐忌食太肥腻的肉类食物 一个人如果长期晚餐食用过多肥肉，会造成血脂量升高，加上睡眠时人的血流速度明显减低，大量血脂便易沉积在血管壁上，造成动脉粥样硬化，引起高血压、冠心病等多种疾病。

油温不宜过高 烹调肥肉和其他肉类食物时，油温不宜超过150℃，以防止肉类食物在高温下产生杂环胺等致癌物质。

喝鸡汤不如吃鸡肉

营养专家认为，虽然经过了长期的煲汤过程，但是鸡汤里却只含有从油、皮、肉与骨中溶解出来的水溶性小分子物质，除此之外就是油和热量，嘌呤的含量也很大，客观上来说并不营养。

专家指出，多喝鸡汤其实就是摄取更多的动物性脂肪的过程，对一些心血管病人和痛风病人来说，饮用大量的鸡汤对身体很不利，恰恰鸡汤里的鸡肉才是营养丰富的宝贝。此时的鸡肉已经被炖得很烂，容易消化吸收。

专家建议，想要更好的营养，还是应该吃汤里的鸡肉，适当喝一些汤当作调味，这才是科学有效的吃法。

防疾疗病食鸭肉

研究表明，鸭肉的优势之一在于它的营养丰富，另一优势就是能防疾疗病。鸭肉鲜嫩肥美，营养丰富，每100克中含水分63.7克、蛋白质15.5克、脂肪19.7克、糖类0.2克及丰富的维生素和微量元素。鸭肉不仅富含人在夏天急需的蛋白质等养料，而且能防疾疗病。其奥妙在于鸭属水禽，性寒凉，从中医"热者寒之"的治病原则看，特别适合体内有热、上火的人食用，如低烧、虚弱、食少、大便干燥和水肿等。

因此，食鸭既能补充过度消耗的营养，又可祛除暑热给人体带来的不良影响。低热、虚弱、食少、大便干燥和水肿者食鸭肉最为有益。中医认为，鸭肉味甘、咸，性微寒，具有滋阴养胃、清肺补血、利水消肿的功效，可用于血晕头痛、阴虚失眠、肺热咳嗽、肾炎水肿、小便不利、低热等症。

美容健脑食兔肉

兔肉是难得的功能性保健佳品，具有高蛋白、低脂肪、低胆固醇的营养特点。中医认为，兔肉性味甘凉，具有凉血、解热毒、利大肠的功效。

兔肉不仅所含的蛋白质高，必需氨基酸含量齐全，而且亮氨酸、苏氨酸、酪氨酸的含量较牛肉、猪肉要高得多，从营养价值看，可为"肉中之王"。特别适合中老年人食用。尤其病后体虚，大病、久病之后者，更应食之。

兔肉所含的卵磷脂、烟酸也非常丰富。卵磷脂有保护血管，防止动脉硬化、血栓形成的作用，对维持大脑的活动、细胞膜的完整、血管壁的光滑起着重要的作用。烟酸可使人的皮肤细腻、白嫩，故在西欧、日本等国家，把兔肉称之"美容肉"。从兔肉含卵磷脂和烟酸的量上可以看出，兔肉是健脑、美容的食品。

药食兼用动物血

常吃的动物血有猪血、鸡血、鸭血等，常以做汤、烧菜、灌肠等方法烹调，美味可口，经济实惠，不但可以佐餐，而且可以加工成营养添加剂，或从中提取氨基酸配制成"要素膳"，作为危重病人的营养支持。

动物血以猪血为例，每百克猪血含优质蛋白质12.2克，可与肉类相媲美，脂肪和碳水化合物含量很低（分别为0.3克和0.9克），微量元素含量却很丰富，其中铜、铬、硅对心血管系统有一定的保护作用。每百克猪血，铁的含量高达8.7毫克，约为猪肝的1.4倍，相当于瘦猪肉的29倍，对防治贫血有较好的功效。动物血中所含活性物质有助于提高免疫功能、增强体质，延缓衰老。此外，动物血具有清理肠道的作用，能与入侵人体的粉尘等有害金属微粒相结合并排出体外，所以经常接触粉尘的人可常吃些动物血，对健康有利。

动物人参鹌鹑肉

鹌鹑肉质鲜美，含脂肪少，食而不腻，素有"动物人参"之称。鹌鹑肉主要成分为蛋白质、脂肪、无机盐类，且具有氨基酸种类多，胆固醇含量较低的特点。中医学认为，鹌鹑性甘、平、无毒，具有益中补气、强筋骨、耐寒暑、消结热的作用。

鹌鹑的营养价值比鸡更优，以蛋白质与鸡比较，鹌鹑肉含 24.3%，鸡肉含 19.7%，多种维生素的含量比鸡肉高 2 ～ 3 倍，是老年人、产妇、小儿和体弱者的滋补食品。

少吃鸡头鸭头鱼头

俗话说：十年的鸡头赛砒霜。这意思是说，鸡越老，它头的毒性就越大。其原因是，鸡在啄食中会吃进含有害重金属的物质，这些重金属主要储存于脑组织中，鸡龄越大，储存量越多，毒性越强。鸡头不宜多吃。鸭头、鹅头等也不宜多吃，其道理大同小异。那么鱼头呢？据有关医学家说，近年来整体环境恶化，导致水源污染，使有害物质侵入鱼体，加之有的养殖者在饲料里添加化学物质，更增加了鱼体内的有害物质。而这些物质蓄积在鱼油相对集中的鱼头内，难以排出。

这些动物脏器不能吃

畜"三腺"　猪、牛、羊等动物体上的甲状腺、肾上腺、病变淋巴腺是三种"生理性有害器官"。

鸡屁股　鸡和鸭、鹅屁股都是淋巴腺最集中的部位。这些部位是贮藏细菌病毒和某些致癌物的"仓库"。人吃了之后极易感染疾病。这是因为淋巴腺中巨细胞具有极强的吞噬细菌、病毒的功能，即使是致癌物质，如多环芳烃、霉菌毒素等也能被吞食、贮存于囊内，但它却无分解和消除能力。

兔"臭腺" 位于外生殖器背面两侧皮下的白鼠鼷腺，紧挨着白鼠鼷腺的褐色鼠鼷腺和位于直肠两侧壁上的直肠腺，味极腥臭，食用时若不除去，则会使兔肉难以下咽。

羊悬筋 又称蹄白珠，是羊蹄内发生病变的一种病变组织，一般为串珠状圆粒形，在宰羊时应当随手除去。

鱼"黑衣" 指鱼体腹内两侧黑色膜衣。这是鱼体内最腥臭、泥土味较浓的部位，并且含有大量的组胺、类脂质及溶菌酶成分，在清洗时应去除干净。

花子肉 指动物体内的淋巴结，多在腹股沟和腰子下端，呈圆形。这是动物体内的防疫器官，聚集着大量的细菌、病毒和致癌物，在宰杀时应当及时清除干净。

每周吃1次鱼，心理年轻2岁

美国科学家研究显示，65岁以上老人如果每周吃一到两次鱼，心理年龄会年轻2～4岁。美国学者对3718名65岁以上的老人进行了为期6年的跟踪调查，结果显示，如果老年人每周吃一次鱼，心理年龄将年轻至少2岁；如果每周吃至少两次鱼，心理年龄将年轻4岁。这意味着，吃鱼对于老年人保持心理年轻有积极的作用。

经常吃鱼可预防老年性黄斑病变

美国《眼科学文献》月刊载文指出，常吃鱼不仅可以保护大脑和心脏，还有助于预防老年性黄斑病变。老年性黄斑病变是一种由年龄增长引起的黄斑恶化，是导致老年人失明的主要原因之一，一般无法治愈。至于如何预防老年性黄斑病变，专家建议人们多吃鱼。调查人员发现，平均每周吃两次鱼的被调查者比其他人患病的概率低 36%。即使曾经吸烟，但有吃鱼习惯的老人也较不易患上这种病。

高血压患者应多吃清蒸鱼

高血压患者应该适当多吃鱼类和豆制品，因为鱼类蛋白、大豆蛋白中的蛋白质含量高、质量好，而且具有预防脑卒中发生的作用。鱼类所含的多不饱和脂肪酸有降血脂和改善凝血机制的作用，可减少血栓形成。清蒸鱼是非常好的选择。

泥鳅益气又壮阳

"水中人参"泥鳅具有调中益气、壮阳祛湿等功能，可用于治疗皮肤瘙痒、水肿、黄疸和痔疮等疾病。泥鳅的肉质十分细嫩，味道鲜美，且富于营养。据营养学家的研究测定，泥鳅可食用部分每 100 克含蛋白质 9.6 克，远比一般的鱼、肉类要高，人体所需的氨基酸如赖氨酸等含量则更高，还含有大量维生素，比其他鱼类要高。因此，高血压等心血管病患者、贫血、肝炎等患者多食用泥鳅更适宜。

夏天吃这类鱼易中毒

红肉鱼类，如鲐鱼、金枪鱼、鲭鱼等这类鱼含有较高量的组氨酸，当鱼体不新鲜或腐败时，在细菌所产生的脱羧酶作用后，组氨酸脱羧基产生组胺。当组胺积蓄到一定量时，人在食用后便有中毒的危险。另外，在腌制咸鱼时，原料不新鲜或腌不透，食后也易中毒。

含高组胺鱼类中毒的主要症状为脸红、头晕、头痛等，部分病人可出现结膜充血、瞳孔散大、恶心、呕吐等症状，个别重病人可致死亡。含高组胺鱼类中毒的特点是发病快、症状轻、恢复快。

四类人不宜吃鱼

以下疾病者不宜多吃鱼：

痛风患者　因为鱼类含有嘌呤类物质，而痛风则是由于人体内的嘌呤代谢发生紊乱而引起的。

出血性疾病患者　如血小板减少、血友病、维生素 K 缺乏等出血性疾病患者要少吃或不吃鱼，因为鱼肉中所含的二十碳五烯酸，可抑制血小板凝集，从而加重出血性疾病患者的出血症状。

肝硬化病人　肝硬化时机体难以产生凝血因子，加之血小板偏低，容易引起出血，如果再食用富含二十碳五烯酸的沙丁鱼、青鱼、金枪鱼等，会使病情急剧恶化，犹如雪上加霜。

结核病人　服用异烟肼时，如果食用某些鱼类容易发生过敏反应，轻者恶心、头痛、皮肤潮红、眼结膜充血等，重者会出现心悸、口唇及面部麻胀、皮疹、腹泻、腹痛、呼吸困难、血压升高，甚至发生高血压危象和脑出血等。

鱼干、肉干要少吃

不利减肥　肉干是一种热能较高的食品，多吃它与多吃肉没有区别。

致癌物多　鱼干、鱿鱼丝之类食品中含有较多的"亚硝胺"，它是一种强致癌物。

增加盐分　为了便于保存，鱼干和肉干里都加了不少盐，吃起来会带来额外的钠。

增加废物　鱼干和肉干中含大量蛋白质。如果蛋白质太多，就会在体内形成氨、尿素等一系列代谢废物，增加肝肾的负担。

吃虾的讲究

虾主要分为淡水虾和海水虾。常见的青虾、河虾、草虾、小龙虾等都是淡水虾；对虾、明虾、基围虾、琵琶虾、龙虾等都是海水虾。

营养价值极高的虾含有 20% 的蛋白质，是蛋白质含量很高的食品之一，是鱼、蛋、奶的几倍至几十倍。它所含的人体必需氨基酸中的缬氨酸并不高，但却是营养均衡的蛋白质来源。另外，虾类含有甘氨酸，这种氨基酸的含量越高，虾的甜味就越高。虾中的胆固醇含量较高，但同时含有丰富的能降低人体血清胆固醇的牛磺酸，所以在预防代谢综合征方面有一定疗效。另外，虾还含有丰富的钾、碘、镁、磷等微量元素和维生素 A 等成分。

虾虽味美，但对海鲜过敏及患有过敏性疾病（过敏性鼻炎、过敏性皮炎、过敏性紫癜等）的人应慎食。

虾背上的虾线是虾未排泄完的废物，也应去掉。

腐坏变质的虾不可食；色发红、身软、掉头的虾不新鲜，尽量不吃。

虾还忌与某些水果同吃。虾含有比较丰富的蛋白质和钙等营养物质，如果把它们与含有鞣酸的水果，如葡萄、石榴、山楂、柿子等同食，不仅会降低蛋白质的营养价值，而且鞣酸和钙酸结合形成鞣酸钙后会刺激肠胃，引起人体不适，出现呕吐、头晕、恶心和腹痛泻等症状。海鲜与这些水果同吃，至少应间隔 2 小时。

食用海虾时，最好不要饮用大量啤酒，否则会产生过多的尿酸，从而引发痛风。吃海虾应配以干白葡萄酒，因为其中的果酸具有杀菌和去腥的作用。

吃蟹的讲究

螃蟹肉质细嫩，味道鲜美，是上等名贵水产，营养十分丰富。但螃蟹喜食水草及腐食，蟹的体表、鳃部和胃肠道沾有细菌、病毒等致病微生物。

如果吃蟹不注意卫生，就会使人致病甚至中毒。所以，一定要注意"五看""三除""两不吃"。

"五看"是在挑选螃蟹时用"五看"的方法鉴别螃蟹。一看蟹壳：壳背呈黑绿色的，一般都体厚坚实；呈现黄色的，大多较瘦弱。二看肚脐：肚脐凸出来的，一般都膏肥脂满；凹进去的，大多是膘体不足。三看蟹足：蟹足上有很多毛的，一般都腰足老健；无毛的，大多是体软无膘。四看雌雄："九月团脐十月尖"，农历九月宜挑雌蟹，十月过后宜选雄蟹。因为九月份雌蟹的蟹黄（卵巢）已长得很丰满，风味鲜美，营养价值高，十月雄蟹的蟹油或蟹膏（精囊）成熟，滋味、营养最佳。雌蟹和雄蟹主要看其肚脐，肚脐圆的属雌，肚脐尖的属雄。五看活力：将螃蟹翻转过来，腹部朝天，能迅速用蟹足弹转翻回的，活力强，可保存，否则表示活力不足，不宜存放。

买来生蟹后可根据个人喜好选择合适的烹调方法，但是无论何种吃法，在蒸前除洗净去污外，还要做到"三除"，就是要除去蟹腮、蟹胃和蟹心。蟹腮长在蟹体两侧，呈条状排的呼吸器官，其上有病菌；蟹胃位于蟹体前半部，内有大量污泥和病菌；蟹心紧连蟹胃，位于蟹黄中间，味涩，也应除去。

"两不吃"是指不吃生蟹和不与柿子同吃。有的人喜欢生吃螃蟹，这种吃法对人体有害。螃蟹是肺吸虫的中间宿主之一，生吃螃蟹会感染肺吸虫病。柿子中含有较多的鞣酸，而螃蟹含丰富的蛋白质和钙，两者同吃可形成不容易消化的凝块，并降低了螃蟹的营养价值。吃两者的间隔时间如果超过两个小时比较好。

鱿鱼虽美应慎食

鱿鱼作为一种美食，历来受人们的喜爱。可很多人不知道吃一口鱿鱼，相当于吃了40口肥肉。

鱿鱼中含有丰富的钙、磷、铁元素，对骨骼发育和造血十分有益，可预防贫血。鱿鱼还是含有大量牛磺酸的一种低热量食品，可缓解疲劳、恢复视力、改善肝脏功能。其所含的多肽和硒等微量元素有抗病毒、抗射线作用。中医认为，鱿鱼有滋阴的功能。

但是，每 100 克鱿鱼的胆固醇含量高达 615 毫克，是肥肉胆固醇含量的 40 倍、全脂奶的 44 倍、猪瘦肉的 7 倍、豆制品的 615 倍。所以，鱿鱼并不是人人都适合吃。高血脂、高胆固醇血症、动脉硬化等心血管病及肝病患者就应慎食。鱿鱼性寒凉，又是发物，脾胃虚寒的和患有湿疹、荨麻疹等疾病的人忌食。

吃海鲜的禁忌

慎生食 生长在海域的水产品，尤其是近海产品常受许多病原微生物污染，海产品常含可引起食物中毒的副溶血性弧菌，有的水产品还携带可引起烈性传染病的病原体霍乱弧菌等，所以，在加工水产品时一定要烧熟煮透，涮海鲜时一定要烫足够的时间，以防外熟内生。

痛风病人勿吃 海产品含较高的嘌呤，在人体内代谢后会转变成尿酸，尿酸可以在关节中形成结晶，促发骨关节疼痛。即使不是痛风病人，若有关节炎者也要少食，以免加重病情。

一次勿吃太多 海鲜虽味美，营养丰富，但如果一次吃得太多，会使血液及体液变成酸性，影响正常新陈代谢，并会消耗体内宝贵的钙、钾等碱性离子，对健康不利。吃海鲜的同时要多吃一些蔬菜以保持人体内环境的弱碱性。

吃新鲜 新鲜的海产品很少有腥味，随着时间的延长，在细菌和自身酶的作用下，海产品分解出许多三甲胺等具有腥味的物质，也可产生氨、吲哚等具有臭味的物质，不但感官性状变差，营养成分也降低，如果达到变质程度，还可以致人中毒发病。

患某些疾病时少吃 由于海鲜类食品在中医学上均认为属性寒、发物，所以对感冒、发热、痈疖、胃痛、腹泻、伤口未愈者不要贪食。海鲜还含有较多的异性蛋白质，是最常见的食源性致敏原，所以有哮喘等过敏性疾患者以不食为好。

吃海参要因人而异

海参不仅是一种保健食品，而且可用于治疗或辅助治疗某些疾病，具有滋补、壮阳等功效。

3岁以下儿童不宜食用 海参营养丰富，蛋白质含量高达52.2%，含有18种氨基酸，其中人体必需的几种氨基酸含量都很高，特别是精氨酸含量远远高于其他海产品。精氨酸是构成男性精子细胞的重要成分，又是合成人体胶原蛋白的原料，并可促进细胞的再生和机体损伤后的修复，还可提高淋巴细胞的免疫活性，增强人体免疫力。海参虽好，却并不是所有人都适合食用，3岁以下儿童就不适合食用海参。

因为儿童各脏腑功能尚未发育成熟，不当的进补会对其内脏器官造成破坏，影响孩子的正常生长发育。特别是消化功能差的孩子服用海参等高蛋白、高脂肪的营养品，会加重消化系统负担，损伤孩子的肝肾功能，还可能促成性早熟。

肝肾功能不好者忌用 尽管海参功效不少，但海参毕竟只是一种具有滋补作用的食品，并非"灵丹妙药"。肝肾功能不好的人，比如乙肝患者、肾炎患者都不适合用海参滋补。肾脏曾受过损伤的人，通常都要限制蛋白质摄入，而海参的蛋白质含量很高，因此不宜食用海参。其实，吃海参和其他进补方式一样，也是有讲究的。海参中含有丰富的蛋白质和钙等营养成分，而葡萄、柿子、山楂、石榴等水果中含有较多的鞣酸，如果同时食用，不仅会导致蛋白质凝固，难以消化吸收，还会出现腹痛、恶心、呕吐等症状。因此，吃海参后不能直接食用水果，应过半小时后再食用。

营养佳品——牡蛎

牡蛎作为天然食品，素有"海洋之奶"之美誉，有养血、补血、滋阴的功效。它与牛奶一样，能改变人体细胞活性，可使皮肤润泽光滑，起到丰肌美颜的作用。对此，《本草纲目》中记载："牡蛎炙食甚美，令人细润肌肤，美颜色。"

每百克新鲜牡蛎约含蛋白质 11.3 克和相当数量的牛磺酸、氨基酸及多种维生素，最突出的特点是，其锌的含量高达 20 ～ 47 毫克，是人类食物中含锌量非常高的。牡蛎所含的维生素 A、维生素 E 与无机盐、碘、铁、锌具有营养皮肤的作用，对女性美肤、美发尤为有益；所含有的牛磺酸和不饱和脂肪酸有益智、降脂、促进胆固醇分解的作用；牡蛎中的肝糖原在被人体吸收后能迅速转化为能量，能有效地改善疲劳；牡蛎中的锌参与蛋白质与核酸代谢，对神经细胞与男性生殖细胞的功能有至关重要的作用。营养专家认为，对于儿童缺锌的智力降低、成年男性缺锌的性功能衰退、老人缺锌的味觉减弱等症状，采取每天吃三五只牡蛎的这种补锌方法，定会收到意想不到的效果。由于牡蛎内含的牛磺酸是儿童神经系统发育的所需物质，故有"益智海味"的美称。

牡蛎肉肥而爽滑，味道鲜美，营养丰富，并兼有食疗之功效，中医常用其治疗失眠、心神不安、盗汗、遗精等症。俗语说："冬至清明，蛎黄肥津津。"说的是从冬至到次年清明，牡蛎最肥美，特别是春节前后的繁殖期是大啖蛎黄的最佳时节。

美味牛蛙谨慎食用

营养专家说，牛蛙的营养价值很高，对体质弱或大病初愈的人还有滋补功效。但与其营养价值比起来，牛蛙的卫生问题很严重。由于生长环境的原因，其体内可能存在霍乱弧菌等病菌，特别像'泡椒牛蛙'等菜，一旦加热不彻底，细菌容易进入人体致病。

鸡蛋的营养保健作用

健脑益智 鸡蛋黄中的卵磷脂、甘油三酯、胆固醇和卵黄素，对神经系统和身体发育有很好的作用，可避免老年人的智力衰退，并可改善各个年龄段的记忆力。

保护肝脏　鸡蛋中的蛋白质对肝脏组织损伤有修复作用。蛋黄中的卵磷脂可促进肝细胞的再生，还可提高人体血浆蛋白量、增强机体的代谢功能和免疫功能。

防治动脉硬化　美国营养学家和医学工作者用鸡蛋来防治动脉粥样硬化，获得了出人意料的惊人效果。

预防癌症　鸡蛋中含有较多的维生素 B_2，可以分解和氧化人体内的致癌物质。鸡蛋中的微量元素，如硒、锌等也都具有防癌的作用。

延缓衰老　鸡蛋含有人体需要的多种营养物质，故被人们称作"理想的营养库"。营养学家称之为"完全蛋白质模式"，是不少长寿者的延年食品之一。

怎样吃鸡蛋更有利健康

鸡蛋吃法多种多样，就营养的吸收和消化率来讲，最营养的烹饪方法是煮，煮蛋为 100%，嫩炸为 98%，炒蛋为 97%，牛奶冲蛋为 92.5%，老炸为 81.1%，开水冲、生吃为 30%～50%。由此来说，煮鸡蛋是最佳的吃法，但要注意细嚼慢咽，否则会影响吸收和消化。不过，对婴幼儿来说，还是蒸蛋羹、蛋花汤更适合，因为这两种做法能使蛋白质松解，不会因咀嚼不细而影响营养物质的消化吸收。

每天吃几个鸡蛋合适

鸡蛋是高蛋白食品，如果食用过多，可导致代谢产物增多，同时也增加肾脏的负担，一般来说，孩子和老人每天一个，青少年及成人每天两个比较适宜。

蛋白好还是蛋黄好

正确的吃法应该是吃整个鸡蛋，有人只吃蛋白、不吃蛋黄，是不科学

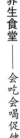

的。蛋白中的蛋白质含量较多，而其他营养成分则是蛋黄中含得更多。但是，蛋黄含胆固醇较多，喜好者每天不应超过 2 个蛋黄，患高胆固醇血症时每周不应超过 3 个蛋黄。

单面煎蛋要少吃

所谓单面煎蛋，是指煎鸡蛋时只煎一面，蛋黄呈"溏心"的蛋，不少到餐馆吃早饭的人，觉得"单面煎蛋"吃起来鲜嫩，营养也没有被破坏。其实，这种煎蛋对健康的危害不小。

单面煎蛋朝上的一面的"溏心"蛋黄，没有熟，容易残留致病菌。如果食用了这种鸡蛋，人可能会出现畏寒、发热、恶心、呕吐、腹泻等食物中毒现象。美国的一项研究发现，在没有煮熟的蛋中，含有对人体有害的细菌。

贴着锅的一面，经煎炸后容易变焦，变焦的鸡蛋可能含有致癌物苯与芘，经常吃，势必危害人体健康。所以，要尽量少吃煎鸡蛋，尤其是单面煎蛋。

茶叶蛋不宜多吃

因为茶叶中含酸化物质，与鸡蛋中的铁元素结合，对胃起刺激作用，影响胃肠的消化功能。

吃水果要"三适"

吃水果，只有"三适"，才能适应自己体质发挥有益健康的"奇效"。

要适合 传统医学认为，水果性情分三种：一是柑、橙、菱角、香蕉、柿子、西瓜等寒凉类；二是橘子、枣、栗子、桃、杏、龙眼、荔枝、葡萄、樱桃、石榴、菠萝等温热类；三是李子、椰子、枇杷、山楂、苹果等甘平类。

一般来说，冬天吃温热类水果，夏天吃寒凉类水果，甘平类水果则一年四季都适宜。适宜夏季吃的水果还应具有生津止渴、润喉去燥功效，如梨、猕猴桃等。吃什么水果，体质也要适合。消化不良、高血压患者应多吃山楂、桃、橙子等水果；腹泻者可多吃石榴、柿子等；失眠多梦者可多吃龙眼、荔枝、胡桃、大枣等；易上火的人，不妨多吃些苹果，体质虚寒者宜食用温热类水果，慎用寒凉类水果；体质燥热者则相反；甘平类水果则适宜各种体质的人。

要适量 中国营养学会在《中国居民膳食指南》中推荐：水果的摄入量为 100 ~ 200 克。通俗地说，即每天吃 2 个单位水果（1 杯果汁或 1 个中等大小水果相当于 1 个单位）。另外，不同的水果所含营养成分各有不同，因此水果品种选择尽量多样化。

要适时 水果最好上午吃，不要于饭后半小时内吃水果。因为水果易与食物一起阻滞在胃部，导致胃肠胀气、便秘等，给消化功能带来不良影响；水果中含有较多糖类，如葡萄糖、果糖、蔗糖、淀粉等，饭后马上吃水果会增加胃肠以及胰腺的负担；水果含丰富的纤维素、半纤维素、果胶等，都有较强的吸水性，吸水后膨胀会增加饱胀感，当纤维素过多时，还会影响维生素、微量元素尤其是钙的吸收。

换着颜色吃水果

认识水果的色彩特点，合理选择需要的食品，对健康是非常有好处的。

橘黄色的代表水果有柠檬、芒果、橙子、木瓜、柿子、菠萝、橘子等，它们都含有天然抗氧化剂 β - 胡萝卜素。这是防止病毒活性最有效的成分，可以提高机体的免疫功能。而柑橘类水果中的桔色素还有抗癌的功效，它的作用可能比 β - 胡萝卜素更强。此外，作为心脏的保护因子常见于绿色叶菜中的维生素 C 和叶酸，在黄色水果里也很丰富。

红色水果包括番茄、石榴等，其根源为类胡萝卜素，具有抗氧化作用。能清除自由基、抑制癌细胞形成、提高人体免疫力。此外，由于红色水果所含的热量大部分很低，因此常吃能令人身体健康、体态轻盈。

紫黑色水果含有能消除眼睛疲劳的原花青素，这种成分还能增强血管弹性，防止胆固醇囤积，是预防癌症和动脉硬化最好的成分。其代表水果有葡萄、黑莓、蓝莓和李子等。相比浅色水果，紫黑色水果含有更丰富的维生素 C，可以增加人体的抵抗力。

此外，紫黑色水果中钾、镁、钙等矿物质的含量也高于普通水果，这些离子多以有机酸盐的形式存在于水果当中，对维持人体的离子平衡有至关重要的作用。

绿色水果，如青苹果中含有叶黄素或玉米黄质，它们的抗氧化作用能使视网膜免遭损伤，具有保护视力的作用。

苹果能健肺

英国研究人员发现，多吃苹果有助于预防呼吸疾病。

诺丁汉大学研究指出：苹果对于提高肺功能很有效。每周吃 5 个以上的苹果，可明显增加肺活量。研究还发现：经常吃苹果的人发生哮喘的危险也比较小。

研究人员说："苹果中含有大量的抗氧化剂，所以可能是抗氧化剂对肺功能起到了促进作用。"

烤苹果可减肥治病

苹果肉中含有果胶，加热后果胶的分子量减少，活性比生苹果增加 9 倍，果胶所具有的抑制胆固醇与中性脂肪的作用，以及抑制血糖值上升的作用随之增加，可以帮助减肥，还可以降低胆固醇、消除皱纹，并治疗高血压、糖尿病、哮喘、便秘、浮肿等。

多吃橘子可护心

美国食品专家研究发现，多吃橘子可减少患冠心病、中风及高血压的概率，并可起到预防这些疾病的效果。因为橘汁中富含的钾、B族维生素和维生素C，可在一定程度上预防心血管疾病。食品专家指出，橘汁中含有抗氧化、抗癌、抗过敏成分，并能防止血凝。

吃菠萝可减肥防感冒

营养学家发现，美味的菠萝不仅可以减肥美容，而且还可以有效预防感冒。菠萝几乎含有所有的人体所需的维生素和16种天然矿物质，并能有效地帮助消化吸收。菠萝减肥的秘密在于它丰富的果汁能有效地分解脂肪。值得一提的是，菠萝含有的丰富B族维生素能有效地滋养肌肤、防止皮肤干裂、滋润头发的光亮、增强机体的免疫力。但是切忌过量或食用未经处理的菠萝，因为它容易降低味觉、刺激口腔黏膜，其次它容易导致产生菠萝蛋白酶，对这种蛋白酶过敏的人会出现皮肤发痒等症状。

研究显示，菠萝中含有的菠萝蛋白酶可以帮助感冒患者缓解嗓子疼和咳嗽的症状。

吃柠檬清肺净血助消化

柠檬中含有维生素 B_1、维生素 B_2、维生素C等多种营养成分，此外，还含有丰富的有机酸、柠檬酸，并具有高度碱性。柠檬的高度碱性能止咳化痰、生津健脾，有效地帮助肺部排毒。据医学报告显示，由于血液循环功能能退化造成脑部血液循环受阻，妨碍脑部细胞的正常工作，造成记忆力退化。而柠檬含有抗氧化功效的水溶性维生素C，能有效改善血液循环不佳的问题、帮助血液的正常排毒。每天食用柠檬有助于强化记忆力、提高思考反应的灵活度。

吃大枣可保肝

大枣不仅营养丰富，而且还能保护肝脏。《本经》中记载，大枣味甘性温、归脾胃经，有补中益气、养血安神、缓和药性的功能。现代药理学研究发现，大枣能提高人体内单核吞噬细胞系统的吞噬功能，有保护肝脏、增强体力的作用。这个发现和中医用大枣来养肝排毒的方法不谋而合。

剖腹产的妇女产前应吃大枣，不仅可以排解麻药的毒性、保护肝脏，还可减轻手术后的疼痛。

吃香蕉排遣孤独

香蕉在西方被人称为是"快乐水果"，它营养高、热量低，含有象征"智慧之盐"的磷和丰富的蛋白质、糖、钾、维生素A和C，同时纤维素也很多。它所富含的特殊氨基酸能够为人体制造"开心激素"，具有消除疲劳、振奋精神的效果，还能预防心脏病和糖尿病。

吃哈密瓜能防晒斑

法国巴黎大学研究显示，哈密瓜能有效防止晒斑。

夏日紫外线能透过表皮袭击真皮层，令皮肤中的骨胶原和弹性蛋白受到重创，长期下去皮肤就会出现松弛、皱纹等问题，同时导致黑色素沉积和新的黑色素形成，使皮肤变黑、缺乏光泽，造成难以消除的晒斑。哈密瓜中含有丰富的抗氧化剂，这种抗氧化剂能够有效增强细胞抗晒的能力，减少皮肤黑色素的形成。

吃葡萄有助睡眠

意大利科学家公布的一项新发现表明：吃葡萄可能有助于睡眠。

研究人员共对 8 种葡萄汁进行了检测，发现其中可能含有睡眠辅助激素——褪黑素。褪黑素是大脑中松果腺分泌的物质，可以帮助调节睡眠周期，并能治疗失眠。研究人员称，由于葡萄酒中含有抗氧化剂和酒精，其所含褪黑素的数量可能更高，更有助于睡眠。

饭后吃梨可排毒

韩国一项研究指出，饭后吃个梨，积存在人体内的致癌物质可以大量排出。调查结果显示，吸烟或者吃烤肉等在体内聚集的强致癌物质多环芳香烃，在吃梨后会显著降低。"梨和加热过的梨汁，都有加速排出体内致癌物质的功能。"专家建议，"在人们热衷于吃煎烤食品、快餐类食品的今天，饭后吃一个梨不失为一种值得推荐的健康生活方式。"

吃柚子好处多

中医认为，柚子味甘、酸，性寒，具有健胃、润肺化痰、补血、清肠利便等功效。现代医学研究发现，柚肉中含有非常丰富的维生素 C 以及类胰岛素等成分，可促进伤口愈合，对败血症等有良好的辅助疗效。此外，由于柚子中含有生理活性物质，能降低血液黏稠度、减少血栓的形成，故对脑血管疾病有较好的预防作用。而鲜柚肉由于含有类胰岛素的成分，更是糖尿病患者的理想食品。经常食用，对高血压、糖尿病、血管硬化等疾病有辅助治疗作用，对肥胖者有养颜健体的功效。

柚子虽好，也不能食之无度，吃柚子也有禁忌。脾虚腹泻、大便经常稀溏不成形的人，吃了柚子会加重腹泻。而且柚子不能与某些药品同服，所以不宜用柚子汁送服药片，否则会发生中毒、肌肉疼痛，甚至肾衰等副反应。

荔枝排毒

荔枝味甘酸，性温，有补脾益肝、生津止渴、解毒止泻等功效。荔枝含维生素 A、维生素 B_1、维生素 C，还含有果胶、游离氨基酸、蛋白质以及铁、磷、钙等。现代医学研究证明，荔枝有补肾、改善肝功能、加速毒素排出、促进细胞生成、使皮肤细嫩等作用，是排毒养颜的理想水果。

防辐射吃草莓

在每 100 克草莓中，含有 50 ～ 100 毫克维生素 C，比苹果、葡萄等水果高 10 倍以上。草莓中还含有大量的维生素 E 以及多酚类抗氧化物质。这些营养物质都可以抵御高强度的辐射、减缓紫外线辐射对皮肤造成的损伤，比如皮肤发生脂质氧化，出现干燥、红斑等现象。所以，经常接触电脑或其他电器辐射的人不妨经常吃些草莓。

冰镇西瓜要少吃

快速食用刚从冰箱冷藏室中取出的西瓜时，常常会出现头痛，持续时间为 20 ～ 30 秒钟。这种疼痛发生时，主要感到腭、颞颥疼痛，或者脑中线双侧疼痛。这是因为刚从冰箱取出的西瓜和口腔内的温度形成较大的反差，口腔黏膜受到强烈的刺激，反射性地引起血管迅速收缩痉挛，产生头晕、头痛甚至恶心等一系列症状。素有偏头痛毛病的人更容易引起这种刺激性头痛。

夏天人体全身血管为扩张状态，此时胃肠的温度是 36 ～ 38℃，刚从冰箱里取出冰镇的西瓜的温度与胃部的温度悬殊较大，当胃肠受到强烈的低温刺激后，会使血管骤然收缩变细，血流量减少，胃酸和胃蛋白酶分泌明显减弱，甚至停止分泌，出现痉挛性收缩，造成胃黏膜严重缺血，直接影响胃的生理功能，引起"冰箱胃炎"。

红瓤白籽的西瓜最好别吃

有些瓜农为了使西瓜提早上市，在瓜长到六七成熟时便使用乙烯利等植物激素进行催熟。使用激素催熟的西瓜，会使西瓜味道发酸，品质变劣。西瓜喷施植物激素后，瓜内糖分转化功能受阻，致使西瓜糖分含量低、汁液少、肉质粗，不甜也不脆，甚至含有苦味。乙烯利吃多了会影响人体营养吸收，导致营养不良。成熟的西瓜籽黑，而催熟的西瓜尽管瓜瓤红了，可籽仍然瘪白，非常容易分辨。

这些病人要慎吃西瓜

糖尿病人　糖尿病人在短时间内吃太多西瓜，不但血糖会升高，病情较重的还可能因出现代谢紊乱而致酸中毒，甚至危及生命。糖尿病人每天吃的碳水化合物（糖类）的量是需要严格控制的，因此如果一天中多次吃了西瓜，那么应相应地减少吃饭和面制品（碳水化合物）的数量，以免加重病情。

肾功能不全者　病人若吃太多西瓜，会因摄入过多的水，又不能及时将多余的水排出，致使水分在体内超量储存，血容量增多，因此不但使水肿加重，且容易诱发急性心力衰竭。

感冒初期　祖国医学认为，不论是风寒感冒还是风热感冒，其初期均属于表证，应采用让病邪从表而解的发散治疗方法，并认为在表证未解之前若攻之会加重病情。而西瓜有清里热的作用，所以这个时候吃西瓜会使感冒病情加重或病程延长。

口腔溃疡病人　口腔溃疡在中医中被认为是阴虚内热、虚火上扰所致。由于西瓜有利尿作用，若口腔溃疡者多吃西瓜，会使口腔溃疡复原所需要的水分被过多排出，从而加重阴虚和内热，使病程绵延，不易愈合。

肾衰者最好不吃哈密瓜

慢性肾脏病到了肾功能衰竭时，最好不吃哈密瓜。这是因为肾脏到了功能衰竭时，肾脏的排泄和调节功能都会异常。病人常出现少尿或无尿现象，使体内某些物质代谢紊乱，其中钾离子的代谢紊乱较明显。由于尿少，不能把体内多余的钾离子及时排出体外，致使过多的钾离子在体内潴留，引起高钾血症。钾离子过高，对心脏的影响很大，会出现心动过缓、传导阻滞、心室纤颤，严重时可导致心脏突然停搏而危及生命。因哈密瓜中的钾离子含量较高，每百克哈密瓜肉约含 250 毫克的钾离子，占人体每天钾供给量的 20% 左右，所以肾衰患者最好不吃哈密瓜。

桃李杏均不宜多吃

桃、李、杏各有不同的营养价值。桃是一种营养价值很高的水果，含有蛋白质、脂肪、糖、钙、磷、铁和 B 族维生素、维生素 C 等成分。桃中含铁量较高，在水果中几乎占据首位，故吃桃能防治贫血。桃富含果胶，经常食用可预防便秘。杏含胡萝卜素比桃、李均多出 10 倍以上，特别是黄色的杏，每 100 克含胡萝卜素达 1.79 毫克。桃、李、杏都含有较多的铁，它们所含的铁对人体有特殊的生理功能，能促进体内血红蛋白的再生。桃、李、杏还有共同之处，即都含柠檬酸。从中医上讲，它们能起到一定的食疗作用，但这些水果在吃时要注意适度。

桃虽好吃，但不可多食。拿桃子当饭吃很容易上火。严重还会令身上起疮，尤其是平时就有内火的人，更不宜多吃。

杏和李子吃多了，同样会让肠胃感到难受。中医认为，杏属于热性食物，有小毒，吃多了会伤及筋骨，引起老病复发。

现代营养学则强调，鲜杏里较强的酸性会使胃里的酸液激增，引起胃病。而李子属于寒性食物，多食会使人生痰，甚至发虚热，让胃肠剧烈蠕动，脾胃虚弱和肠胃消化不良者应少吃。

肾病患者少吃杨桃

杨桃对于肾功能衰竭的患者来说，其毒性之强令人难以置信。慢性肾病患者食用杨桃后可出现顽固性呃逆、肢体麻木、肌力下降、皮肤感觉异常、失眠、兴奋、思维紊乱、癫痫发作、嗜睡、昏迷、腹泻、血尿等中毒症状，重者可危及生命。杨桃引发上述病情，与其可致变态反应有关。杨桃中的某种物质可使肾小球毛细血管基底膜和上皮细胞损伤，从而导致血尿。

猕猴桃不要空腹吃

猕猴桃营养丰富，两个猕猴桃就含有人体每天所需营养的 1/3，是各种水果中营养成分较为丰富而全面的。但猕猴桃并非人人皆宜。由于猕猴桃性寒，故脾胃虚寒者应慎食，经常性腹泻和尿频者不宜食用。每日吃 1～2个就能满足人体需要，其营养成分又能被人体充分吸收，食用时间以饭前饭后 1～3 个小时较为合适，不宜空腹吃。

生病时最好别吃的水果

不同种类的水果，所含的果糖、钾、饱和脂肪等都不尽相同。慢性病如糖尿病、高血压、肾病、高胆固醇血症患者吃错水果，则有可能加重病情。

虽然对胆固醇高者来说，水果和蔬菜这类高纤维的食物是很好的选择，但有些高脂水果同样需要谨慎，包括榴莲、椰子、鳄梨等。这些水果和含大量饱和脂肪酸的牛油、猪油一样，也会增加血液中总胆固醇及"坏胆固醇"的含量，导致血管栓塞。

饭后吃水果更易胖

饭后吃水果是一种饮食误区，这种习惯易导致体重超重和肥胖现象的发生。饭后吃水果往往是在吃饱或吃得过饱的基础上再添加食物，而这部分的热量几乎全部被储存。

因此，成年人最好在每顿饭前吃水果（柿子等不宜在饭前吃的水果除外）。儿童正处于长身体时期，部分妇女属于中医讲的"脾胃虚寒"体质，不宜或不适应饭前吃水果。这部分人群可在两顿饭之间加食一次水果，而不要在饭后立即吃水果。

一天一把坚果，明目又健脑

坚果是植物的种子、植物的精华部分，营养丰富，含蛋白质、油脂、矿物质、维生素较高，对人体生长发育、增强体质、预防疾病有较好的功效。

坚果之王 榛子营养丰富，100 克榛子产生的热量相当于 500 克大米。常食对心脏病、癌症、血管病有预防和治疗作用，还可明目健脑。

长寿之果 松仁的脂肪成分是油酸和亚麻酸，100 克松仁产生的热量相当于 550 克大米。具有降血压、防止动脉硬化、防治因胆固醇增高而引起心血管病的作用。

肾之果 板栗富含柔软的膳食纤维，健脾胃、补肾强心。血糖指数比米饭低，糖尿病人可适当品尝，每天吃 6 ~ 7 粒正合适。中医认为栗子治肾虚、腰腿无力最好。

抗癌之果 杏仁在体内受酶的作用生成一种抗癌物质，能选择性地破坏癌细胞。苦杏仁治咳嗽气喘，有小毒。甜杏仁治体虚，滋补，润肺滑肠，降胆固醇，适合年老体弱者，无毒。

心脏之友 开心果不像其他坚果容易酸败，可降低胆固醇含量，减少患心脏病机会。营养学家计算，一次吃 10 粒开心果相当于吃了 1.5 克不饱和脂肪。

成年人每天适宜吃 30 克左右坚果，如果不小心多吃了坚果，就要减少一日三餐用油量和饮食量。

核桃的保健功效

核桃具有很高的营养价值，其主要成分有蛋白质、不饱和脂肪酸、碳水化合物、钙、磷、铁、胡萝卜素、核黄素、烟酸等。我国称核桃为长寿果，常食对人体健康大有裨益，主要表现在以下几方面：

健脑　核桃所含的蛋白质中含有极为丰富的赖氨酸。据测定，一个核桃的赖氨酸含量比一个鸡蛋的还要高。特别是核桃中还含有丰富的磷脂，它对促进脑细胞的活力、提高脑神经功能有重要作用。

降低胆固醇　核桃仁含脂肪 65%，其主要成分是人体必需的亚油酸。亚油酸有净化血液、降低胆固醇的作用，常吃核桃能有效地预防和治疗动脉硬化。

排石　胆石的形成与饮食有关，主要是由于食物中的黏蛋白与肝汁中的钙离子及非结合型胆红素结合，便形成了胆结石。而核桃中所含的丙酮酸能阻止它们的结合，并能使胆结石溶解和排泄。医学家建议，胆石症患者天天坚持吃核桃，或许可以免除手术排石之苦。

美容　核桃中含有极为丰富的钙、磷、铁等微量元素，它们与人体内多种酶的合成与激活有关，并能促进核酸及蛋白质的合成。核桃中的维生素也极为丰富，维生素 E 可防止细胞老化。适量吃些核桃仁可改善皮肤状况，使皮肤变得紧凑、洁白、丰润、光泽。

吃花生可防心血管疾病

美国宾夕法尼亚州立大学研究结果表明：富含油酸的花生制品是改善心血管疾病的重要因素。

传统观念上，低脂肪膳食虽可有益于心血管疾病，但这种膳食往往在降低胆固醇的同时也升高了甘油三酯。而此项研究发现，花生及其制品如花生油、花生酱，其中含有丰富的单不饱和脂肪酸，可降低甘油三酯和低密度脂蛋白胆固醇（坏胆固醇），但并不会降低高密度脂蛋白胆固醇（好胆固醇），从而影响并帮助心血管的自身调节。因此，常吃花生及其制品可有利于降低血脂，有益于心血管健康。

吃花生能抑制胆结石

美国哈佛医学院两项研究提示：常吃花生者不易患胆结石，并且接受手术治疗的概率也较低。

美国哈佛医学院的一个研究小组对 43823 例中年男性进行了 12 年的随访调查发现，每周吃花生或一些坚果类食物的男性，与从不吃或很少吃的男性相比，发生胆结石的危险要降低 30%。

哈佛医学院的另一项研究中，研究人员对 80718 例中年女性进行了 20 年的随访调查，结果发现，每周吃花生 5 盎司以上的女性与从不吃或很少吃花生的女性相比，其接受胆囊切除术的概率要降低 20%。

大部分胆结石是胆固醇性结石，当体内脂类代谢异常时，胆汁中的胆固醇、胆汁酸和卵磷脂比例会失去平衡，胆固醇就会结晶形成胆结石。而花生对胆结石的预防作用，可能正是源于花生具有调节脂类代谢的功能。

花生水煮更相宜

在花生的食用方法中，以水煮为最佳。水煮花生保留了花生中原有的植物活性化合物，如植物固醇、皂角苷、白藜芦醇、抗氧化剂等，对防止营养不良，预防糖尿病、心血管病、肥胖具有显著作用。尤其是 β–谷固醇有预防大肠癌、前列腺癌、乳腺癌及心血管病的作用。此外，其中的白藜芦醇具有很强的生物活性，不仅能抵御癌症，还能抑制血小板凝聚、防止心肌梗死与脑梗死。

常嚼花生米除口臭

现代医学研究表明，花生米对改善口腔异味具有立竿见影的效果，有口臭者嚼食生花生米，口腔异味可马上得到改善。这是因为花生米含有140多种天然芳香物质，且其中的β–谷固醇可抑制口腔细菌生长。

某些病人最好少吃花生

花生属于中等量嘌呤食物，处于痛风急性期时不能食用，非急性期可以少量食用。

花生含油脂较多。患有高血压和糖尿病者，很可能还患有高脂血症，因此花生最好少吃。

吃葵花籽要适量

葵花籽含有丰富的不饱和脂肪酸。其中，亚油酸的含量高达70%，高于一般植物油，它具有防治心血管疾病的功效。因此，多食葵花籽对于高脂血症和有血栓形成的患者来说具有辅助疗效的作用。

可是，事物往往存在两重性，葵花籽也同样如此，它既治病也致病。治病和致病的物质都是葵花籽中的亚油酸。医学专家认为，过量食用葵花籽，会释放和消耗体内大量的胆碱，能导致脂肪代谢发生障碍。大量的脂肪堆积于肝脏，会影响细胞的功能，使之遭到破坏，造成肝功能障碍和结缔组织增生。尤其是幼儿，内脏十分娇嫩，更不宜过多食用葵花籽。

另外，营养学家还指出，一些企业为取悦于消费者口味，把葵花籽加工成可口的"多味瓜子"。而这些"多味瓜子"在制作过程中，往往用超量茴香、食糖、盐等多种物质炮制，损害消费者健康。为此，专家告诫：吃葵花籽除了要适量，还要注意别经常吃"多味瓜子"，以免"多味"引来多病。

养生食堂——
会吃会喝促健康

黑芝麻养血

黑芝麻含有蛋白质、碳水化合物、维生素 B_2、维生素 E 及钙、磷、钾、锌、硒等物质，具有补肾益精、补肝养血、强筋壮骨的功效，对于肝肾不足引起的头晕、耳鸣耳聋有显著的改善作用。牛奶富含蛋白质、脂肪、糖和维生素 A、B 族维生素及钙、磷等矿物质，能补虚、益气养血。二者合用对肝肾阴虚型老年听力减弱效果较好。

油炸和烤制食品对心脏有害

荷兰学者公布的一项研究结果显示，大量食用油炸和烤制食品会增加患心脏病的概率，因为这些食品中富含的转脂肪酸对心脏有害。

荷兰学者用 10 年时间对 667 名男性进行了跟踪调查，观察记录这些男性的饮食结构。结果发现，这些在 10 年前健康的男性，10 年后竟有 98 人患上心脏病的机会比摄取量最低的人高出 2 倍。

油炸和烤制食品以及人造黄油中富含转脂肪酸。转脂肪酸的生化结构与饱和脂肪类似，具有增加人类血液中不良胆固醇含量并降低"好胆固醇"含量的作用。

吃烤肉的五大危害

易使人"上火" 经过烧烤，食物的性质偏向燥热，加之多种调味品如孜然、胡椒、辣椒等同属热性物质，且辛辣刺激，会极大地刺激胃肠道蠕动及消化液的分泌，有可能损伤消化道黏膜，还会影响体内的理化平衡，令人"上火"。

易感染寄生虫 烧烤食物外焦里嫩，有的肉里面还没有熟透，甚至还是生肉，且如果尚未烤熟的生肉是不合格的肉，食用者可能会感染上寄生虫，埋下罹患脑囊虫病的隐患。

隐藏致癌物质 肉类中的核酸与大多数氨基酸在加热分解时产生基因突变物质，这些基因突变物质可能会导致癌症的发生。另外，在烧烤的环境中，也会有一些致癌物质通过皮肤、呼吸道、消化道等途径进入人体内而诱发癌症。

减少蛋白质利用率 肉类的烤炉中散发出诱人的芳香气味，可是随着香味的散发，维生素遭到破坏，蛋白质发生变性，氨基酸也同样遭到破坏，严重影响人体对维生素、蛋白质、氨基酸的摄入。因此，长期食用对健康不利。

减少食用过多熏烤食物 食用过多熏烤太过的蛋白质类食物，如烤羊肉串、烤鱼串等，会严重影响青少年的视力，导致近视的发生。大量的临床资料及动物试验说明：近视眼的形成与机体缺乏钙、铬等微量元素有关。微量元素钙、铬对于调节眼内液压，维持正常眼压、眼球壁硬度以及防止眼睛近视起重要的作用。如果摄入过多烧煮、熏烤太过的蛋白质类食物，会造成体内缺钙，若进食过量的糖会导致体内微量元素铬的储存减少。女性经常吃煎、炸、烤的肉、蛋制品会增加患卵巢癌、乳腺癌的危险，如每隔两天吃一次比一周吃一次患病率高出 3 倍，比一个月吃一次高出 5 倍。

吃火锅谨防"火锅综合征"

有的人在吃了火锅之后，出现咽喉肿痛，牙龈肿痛，舌尖、口腔溃疡或出血，口唇疱疹，腹胀痛，腹泻，呕吐，甚至痛风发作、消化道出血等表现，称为"火锅综合征"。预防"火锅综合征"须注意以下五点：

合理搭配火锅膳食 吃火锅时，动物性食物与植物性食物，酸性食物与碱性食物，荤食与素食，热性食物与凉性食物，要搭配合理，均衡摄取，尤其是动物性食物、酸性食物、荤食、热性食物等要有所控制，千万不能过偏。

调整火锅进餐顺序 一般来讲，人们吃火锅时，往往是先吃肉食，再吃蔬菜，最后吃水果。而科学的吃法则恰恰相反，应先吃水果，再吃蔬菜，最后吃肉食。这样既有利于保持各种营养物质之间的平衡，又有助于营养物质的消化吸收及其代谢产物的排泄。所以，在火锅开锅前，最好先吃点水果，或喝些果汁或蔬菜汁。

不要过于贪吃火锅 火锅既不能当饭，又不能代饭，即便是冬天，也不可吃得过多、过频，甚至连续不断地吃。千万不要因一饱口福而贪食，否则，很容易诱发"火锅综合征"，导致疾病上身。

注意火锅饮食禁忌 吃火锅一忌时间过长；二忌吃得过饱；三忌吃得过烫；四忌吃得过辣；五忌吃得过生；六忌吃得不洁；七忌吃得过咸；八忌连吃带喝。这些都要引起充分注意。

吃火锅要因人而异 火锅种类很多，食用时要根据自身情况而有所选择，切忌随心所欲或千篇一律。比如，老弱妇孺宜吃什锦火锅；"易上火体质"宜吃白汤火锅；高血压、动脉硬化、高脂血症患者宜吃菌类火锅；痛风患者宜吃素食火锅；肥胖症及糖尿病患者吃蔬菜火锅；肾病患者宜吃清淡少盐的清汤火锅。

不要长期食用一种油

营养师建议不要长期食用一种油，那么该怎样选择食用油呢？

橄榄油 所含单不饱和脂肪酸是所有食用油中属于最高的一类，它有良好的降低低密度胆固醇（坏胆固醇），提高高密度胆固醇（好胆固醇）的作用，所以有预防心脑血管疾病、减少胆囊炎、胆结石发生的作用；橄榄油还含维生素 A、D、E、K、胡萝卜素，对改善消化功能，增强钙在骨骼中沉着，延缓脑萎缩有一定的作用。

茶油 所含单不饱和脂肪酸与橄榄油相仿，所以有"东方橄榄油"之称。据调查，茶油产地的居民的心血管疾病的发病率和死亡率都比其他地区的人群低。

菜籽油 所含单不饱和脂肪酸很高，故有与橄榄油相似的作用，它还有利胆的功效。

花生油 含丰富的油酸、卵磷脂和维生素 A、D、E、K 及生物活性很强的天然多酚类物质，所以有降低血小板凝聚、降低总胆固醇和坏胆固醇水平、预防动脉硬化及心脑血管疾病的功能。

豆油 含丰富的多不饱和脂肪酸和维生素 E、D，有降低心血管疾病，提高免疫力，对体弱消瘦者有增加体重作用。豆油含的多不饱和脂肪酸较多，所以在各种油脂中最容易酸败，因此购买时一定要选出厂不久的，并尽可能趁"新鲜"吃掉。

葵花籽油 含丰富的必需脂肪酸，其中亚油酸、α–亚麻酸在体内可合成与脑营养有关的 DHA，孕妇吃葵花籽油有利于胎儿脑发育；其所含有的维生素 E、A 等，有软化血管、降低胆固醇、预防心血管疾病、延缓衰老、防止干眼症、夜盲症、皮肤干燥的作用。

色拉油 它是植物油中加工等级最高的食用油，已基本除尽了植物油中的一切杂质和腊质，所以颜色最淡。色拉油适用于炒、炸、煎和凉拌，这是其他食用油所不及的。

麻油 有"植物油之王"的美誉，富含多种不饱和脂肪酸、蛋白质、钙、磷、铁、卵磷脂、维生素 A、D、E，有清除自由基、提高免疫力、延缓衰老、防治便秘、冠心病、糖尿病、头发早白以及润肤美容的作用，中医认为肺气肿患者在睡前及次日起床前喝一点麻油，可减轻咳嗽症状。

猪油 它含较高的饱和脂肪酸，吃得太多容易引起高血脂、脂肪肝、动脉硬化、肥胖等，但也不要不敢吃，因为其含的胆固醇是人体制造类固醇激素、肾上腺皮质激素、性激素和自行合成维生素 D 的原料。猪油中的α–脂蛋白能延长动物的寿命，这是植物油中所缺乏的。

红花籽油 红花籽油来自于红花，适用的人群有：高胆固醇、高血压、高脂肪的三高病人，以及冠心病、糖尿病、心血管疾病人群。

核桃油 核桃油能改善消化系统功能、保护骨骼、防癌、防辐射、抗衰老和预防心脑血管疾病的发生，适合所有年龄段的人群食用。

每天食油别超过 25 克

国内外研究都认为食用油摄入量每天在 25 克左右比较合理，而中国人现在食用油量就多了，而且比例也不太合理，油中对人体有益的不饱和脂

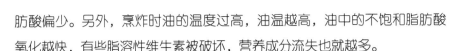

肪酸偏少。另外，烹炸时油的温度过高，油温越高，油中的不饱和脂肪酸氧化越快，有些脂溶性维生素被破坏，营养成分流失也就越多。

科学合理用油还体现在尽可能选择或搭配食用高端食用油，如核桃油、山茶籽油、橄榄油等，它们所含的不饱和脂肪酸较多，对降低血脂、防治动脉硬化很有好处，但摄入量也应控制在 25 克左右。

香油是中老年人很好的佐餐味素

首先，香油浓郁的香气对消化功能已减弱的老年人来说，不仅可增进食欲，更有利于营养成分的吸收。香油本身的消化吸收率也较高，可达98%，香油大量的油脂还有很好的润肠通便作用，对便秘有一定的预防作用和疗效。

其次，香油对软化血管和保持血管弹性均有较好的效果，其丰富的维生素 E 有利于维持细胞膜的完整和功能正常，也可减少体内脂质的积累。另外，香油中的卵磷脂不仅滋润皮肤，而且可以祛斑，尤其可以祛除老年斑。中老年人久用香油，还可以预防脱发和过早出现白发。对于牙龈出现萎缩的中年人，特别是还有抽烟和嗜酒习惯的人来说，久用香油可保护牙龈和口腔。

两种酱油别混用

酱油有烹调炒菜和佐餐凉拌之分，但在日常生活中却经常混淆使用两者，有的居民家中只备一种酱油。有超过 30% 市民的在选购酱油时忽视烹调与凉拌之分。食品专家表示，两种酱油的卫生标准是不一样的，混淆使用易对人体健康造成危害。

专家解释说，佐餐凉拌的酱油对微生物的指标要求比烹调酱油严格，国家酱油卫生标准规定，用于佐餐凉拌的酱油每毫升检出的菌落总数不能大于 3 万个，而国家对烹调炒菜所用的酱油的菌落总数是没有强制性标准要求的。因此，消费者如果想做凉拌菜，最好选择佐餐酱油。

何时吃甜食更佳

营养学家说，上午十点左右、下午四点左右是食用甜品的较佳时间。此时间段适当品尝一点甜食，可以消除疲劳、调整心情、减轻压力。但只能是"点"到为止，不可多食。

血压过低时　有不少人接近中午时，突然会觉得头昏，手脚冰凉，连说话的力气也没有了。这时有经验的人会提醒你，去吃点甜食，头昏的情况一般都会好转。这是因为血压过低，寒冷时尤其会出现这种现象。

血糖过低时　由于过分控制糖分摄取，而出现低血糖导致休克症状时，喝糖水或其他甜性饮料，可使患者度过危机。

运动前　人体在运动过程中付出大量体能，而运动前又不宜饱餐，这时，适量吃些甜食可满足人体运动时所需的能量供应。

头晕恶心时　这时饮糖分高的水，可提高血糖，增强抗病能力。

呕吐或腹泻时　这时病人肠胃功能紊乱，有脱水症状，如喝一些盐糖水，有利于肠胃功能的恢复。

过于疲劳和饥饿时　这时体内热能失去过多，人体虚弱，吃些甜食，可比一般食物更快地被血液吸收，迅速补充体能。

科学吃糖四个"不"

餐前不要吃糖果　甜食有一种特性，可以延缓胃肠道的蠕动和排空，抑制食欲。有些人因某种情况在餐前半小时饮用了一杯高糖的饮料，结果导致正餐食量大减，营养摄入失衡。因此，每餐前 1 小时应禁用任何甜食、糖果。

餐后不宜马上食甜品　餐后立即进食糖果，可造成血糖负荷过大，胰腺就要加倍工作以分泌更多的胰岛素，长此以往，胰腺会因疲倦而怠工，导致病变。

空腹别吃甜品、糖果　空腹状态下进食甜品，会导致胃肠胀气、胃酸分泌过多、出现恶心、反酸和"烧心"感。还有人以一杯甜饮料替代正常早餐,认为这样做"方便快捷"。其实空腹饮用甜饮料会造成糖分迅速吸收,血糖瞬间升高,使胰岛素大量分泌来降低血糖,结果可能导致血糖过度下降,出现低血糖反应,不仅严重影响上午的工作和学习,还可能对身体造成伤害。

部分人士不宜吃糖 部分人士不能或不宜吃糖果,或者必须在营养师的指导之下适量吃糖,其中包括肥胖、糖尿病、糖耐量低减、胃肠功能弱、胃炎和消化道溃疡、胃食管反流症、功能性消化不良、高甘油三酯血症、高胆固醇血症和冠心病等患者。

吃甜食少车祸

近来,有关研究人员通过对 300 余名司机的试验发现,当他们按要求每天下午 2 点前摄入一点儿巧克力、甜点心或甜饮料时,一个月中发生的车祸奇迹般地比前一个月减少了 50%,也比以往任何一个月中发生的车祸要少得多。奥地利的医生们对出事汽车司机的血液进行了化验,发现含糖量明显偏低。学者们认为,血液缺糖易引起血管狭窄,致使注意力不集中。

通过用自动练习设备做实验,那些试验前 24 小时没有吃糖的司机,比吃了各种甜食的司机反应迟钝得多。因此,医生们建议跑长途的汽车司机,要随身携带一些甜食,这有助于减少事故。许多人因怕"发福"而对甜食敬而远之。但美国营养学家最近的一项研究证实,午后适量进些甜食(巧克力、麦乳精、甜点心或甜饮料)有益无害。此外,午后吃甜食,还可使中、小学生的注意力集中,在课堂上少打瞌睡,进而提高学习成绩。当然,甜食也不能吃得过多。

高血压患者少吃糖

患了高血压最好限糖。因为研究表明,如果长期摄入高糖食物,高浓度下的血糖就会经肝脏转化为脂类物质，引起血脂水平的相应升高，造成血管壁损害及硬化程度加重。这一方面会使高血压合并冠心病的发生率增高；另一方面会因动脉硬化程度加重，小动脉口径变窄，增大外周阻力而使血压升高。

此外，研究还证实，长期摄入高糖食物，还会影响胶原纤维的降解，促使心肌肥厚程度加重，成为高血压合并心肌肥厚的危险因素。

吃糖过多会伤"心"

英国最近一项统计调查发现，动脉硬化及心脏病与过量吃糖有关。一个人在膳食中如果每天吃糖超过110克的话，发生心肌梗死的机会要比每天吃糖不足60克的人高5倍以上。

据统计，美国人每天每人平均吃糖约140克，这种过量吃糖的习惯也是美国人心脏病发病率高的一个因素。糖类除作为人体热量的来源外，还有对人体有害的一面，统计学上发现，过量吃糖较之过量吃淀粉更有助于产生动脉硬化，这是美国学者做出的研究报告。

英国科学家对高血脂患者做了研究，发现摄取食糖可增高患者的血脂，而淀粉则有降低患者血脂的倾向，他们又发现摄取食糖的作用对血脂低者较不明显。

果糖与葡萄糖在代谢方面有很大区别。由于淀粉只产生葡萄糖，而糖类则产生果糖和葡萄糖，故淀粉与糖类的营养价值不同。另据科学家发现，血脂高的人肝组织吸收果糖的效率比血脂低的人要高5倍，有高血脂的人，其脂肪组织吸收果糖的效率要比低血脂的人高7～8倍。这些生化特性提示我们，蔗糖内含有果糖，可对某些高血脂患者的健康产生不利影响。

吃糖过量易骨折

世界卫生组织曾调查了23个国家人口的死亡原因，得出结论：嗜糖之害甚于吸烟，长期食用含糖量高的食物会使人的寿命明显缩短，还容易发生骨折。这是因为精制后的白糖纯度非常高，能达到99%以上，这就意味着其中几乎不含其他营养物质，只有大量热能。

吃甜食多了，人会因摄入热能太多而产生饱腹感，影响对其他富含蛋白质、维生素、矿物质和膳食纤维食品的摄入。长此以往，会导致营养缺乏、发育障碍、肥胖等疾病。另一方面，白糖在体内的代谢需要消耗多种维生素和矿物质，因此，经常吃糖会造成维生素缺乏、缺钙、缺钾等营养问题。日美两国营养学家发现，爱吃甜食的孩子骨折率较高。

完全拒绝吃糖是一件困难的事，但每天最好不超过40克。

戒糖可使人年轻

好莱坞著名的皮肤科专家呼吁爱美女士"戒糖回春"，因为糖分有损皮肤的胶原蛋白及弹性蛋白纤维，令人外表衰老。

专家指出，糖是皮肤健康的头号大敌。糖分会使皮肤的胶原蛋白及弹性蛋白含量急速下降，加速皮肤衰老。只要减少吸收糖分，就能有效改善肤色、质感及光泽。除糖分外，高温煎炸的含糖、蛋白质及脂肪食物也会对皮肤构成伤害。

中老年女性过量食甜三危害

增加患胆结石的危险　科研人员发现，50岁以上的妇女，摄入大量的糖会促进胰岛素分泌，容易促使胆结石形成，发生腹痛。

易促发乳腺癌　研究揭示，女性的乳房是一个能大量吸收胰岛素的器官，假如长期摄入高糖食物，会使血液中的胰岛素含量经常处于高水平状态。于是，被乳房大量吸收的胰岛素，反过来恰恰又对乳腺癌细胞的生长繁殖起着推波助澜的作用。

诱发胃炎和胃溃疡　中老年女性过量食用甜食，会刺激胃液分泌，日久损害胃黏膜。同时，糖属于酸性食物，摄入糖过多，促使人体细胞衰老，而且摄糖过多也会降低人体免疫力。此外，过多的糖还会消耗体内的钙与维生素 B$_1$，造成骨骼脱钙、神经功能失调，导致中老年女性骨质疏松与易骨折。

蜂蜜可治糖尿病溃疡

美国科学家发现，蜂蜜可有效治疗糖尿病引起的溃疡，使一些溃疡严重的患者免于截肢之苦。

威斯康星大学医药与公共健康学院教授介绍说，将蜂蜜涂抹在糖尿病引发的溃疡处，不仅可杀死细菌，而且能有效防止细菌再生。

吃蜂蜜三注意

蜂蜜营养丰富，富含碳水化合物、烟酸及钾、镁、铁等矿物质，其味甘、性平，能补脾益胃、补虚润燥、滋阴润肺。每天一杯蜂蜜水，可润肠通便、清除体内毒素、增强人体免疫力。食用蜂蜜需注意以下三点：

1. 蜂蜜最好用温开水冲服，不能用刚开的水，以免其营养成分被破坏。

2. 蜂蜜尽量不和性凉的食品如西瓜、丝瓜等同时食用，以免引起腹泻。

3. 蜂蜜宜在饭前 1～2 小时或饭后 2 小时后食用。胃酸过多或消化性溃疡患者，在饭前约 2 小时饮用蜂蜜水，不仅能抑制胃酸分泌，还能使胃酸水平降低，有利于溃疡面的愈合。

每天吃一小口黑巧克力可降血压

德国研究人员研究证实，如果每天吃少量、比如说吃热量值为 30 卡路里（约为 6.3 克）的黑巧克力，不仅能取得降血压效果，而且不会导致体重增加或出现其他副作用。研究人员说，虽然吃黑巧克力带来的血压降幅并不惊人，但在临床中的效果却不可忽视。根据医学研究结果，收缩压降低 3 毫米汞柱，可使患中风死亡的危险降低 8%，使冠心病死亡危险降低 5%。而且，每天吃一小口黑巧克力对高血压患者来说简单易行，不用对饮食习惯进行彻底改变。

牛奶巧克力提高注意力

美国西弗吉尼亚大学的研究人员的一项最新研究显示，喝牛奶巧克力有助于增强脑功能，尤其是帮助大脑集中注意力。

在志愿者吃完牛奶巧克力并经过了 15 分钟的消化之后，他们接受了一系列的电脑神经心理测试，旨在对包括记忆力、注意力持久性、反应能力以及解决问题的能力进行评估。研究人员表示："牛奶巧克力中含有很多可以起到刺激作用的物质，例如可可碱、苯乙基以及咖啡因等，这些物质可以增强大脑的活力，让人变得更机敏，注意力增强。"

睡前最好别吃巧克力

美国国家睡眠基金会提醒说，睡前不宜食用巧克力及可乐。因为巧克力和可乐中含有咖啡因，会使人头脑清醒，这些食物在体内平均停留时间为 3 ~ 5 个小时，有的甚至更长。

吃盐多易患胃溃疡

最新研究显示，食用过多的盐可能会引发胃溃疡。先前已有研究表明盐是增加心脏病发作风险的罪魁祸首。

调查显示，有 1/8 的英国人出现胃溃疡症状，并伴轻微的灼热感及吐血等。其中大约有 1/5 由幽门螺旋杆菌引起，幽门螺旋杆菌通过诱使胃产生过多的酸而引发溃疡。而美国卫生科学统一服务大学的研究人员发现，吃盐过量会引起细菌的基因突变，使其变得更强大。

科学吃味精

味精的主要成分是谷氨酸钠，进入人体后可分解为谷氨酸，此种物质对智力发育很有好处。在烹制菜肴时放入味精有提味增香的作用，怎样正确使用味精，其中很有学问。

避免高温　味精在 70～90℃时易于溶解，此温度也是味精鲜味最浓的时候，当温度超过 100℃时，味精中的谷氨酸钠会焦化，严重影响味精的鲜味。炒菜时不要过早放味精，应在出锅前放味精，此时温度最适宜，能充分发挥味精的鲜味，又不致温度过高破坏鲜味。此外，每道菜放味精以不超过 1 克为宜。因为其中含有钠元素，过多食用易致血压升高。

不要在碱性溶液中使用味精　因为在碱性溶液中，味精中的谷氨酸钠会生成谷氨酸二钠，此种物质气味很难闻，味精也失去了本身具有的调味作用。

不要在荤菜中使用味精　鸡、肉、鱼、虾中本身的蛋白质含量丰富，有浓郁的自然香味，如果其中加入味精，会破坏其原有的鲜味。

味精过量可能伤视力

日本科学家研究发现，吃了味精高含量食物的小鼠，6 个月后视力出现减退，视网膜也变薄了，严重的出现了失明。吃了中等味精含量食物的小鼠，视网膜也受到了损害。专家们说，人们吃味精肯定不会一次吃那么大的量，但如果经常食用味精，几十年后可能同样会产生视网膜变薄、视力逐渐丧失的后果。

四类人慎食味精

老年人　味精的主要成分是"谷氨酸钠"，老年人消化功能下降，新陈代谢过程减慢，食用味精过多，会出现头痛、上腹胀气等症状。

1 岁以内的婴儿 1 岁以内的婴儿，其器官发育不完善，过量的"谷氨酸钠"进入人体内后，与婴儿血液中的锌发生特异结合，生成不能被机体消化、利用的"谷氨酸锌"，对婴儿的身体发育不利。

哺乳期的母亲 最好也不吃味精，以免影响乳儿。

高血压患者 摄入味精过多，会使血压升高。所以，高血压病人最好少吃或不吃味精。

吃咖喱防大脑老化

根据一项对亚洲老人的调查发现，经常吃咖喱可能有助于预防大脑老化。

咖喱中含有姜黄，而姜黄的主要成分姜黄色素具有抗氧化和抗发炎的功效。科学家们已经发现，长期使用抗炎药物能减少患老年痴呆症的危险。研究人员发现，那些"有时"或"经常和很经常"吃咖喱的人，在简易精神状态测试中的得分，比"从未和很少"吃咖喱的人要高得多。

吃点孜然可祛胃寒

孜然是除了胡椒以外的世界第二大调味品，不仅历史悠久，还有很高的药用价值。

中医认为，孜然气味甘甜、辛温无毒，具有温中暖脾、开胃下气、消食化积、醒脑通脉、祛寒除湿等功效。因此，患有胃寒的人，平时可以在炒菜或烤肉的时候放点儿孜然，以祛除胃中的寒气。据《新修本草》记载，将孜然炒熟后研磨成粉，就着醋服下去，还有治疗心绞痛和失眠的作用。此外，由于孜然有防腐杀菌的功效，炒菜时放点不容易变质。

孜然生吃、熟吃均可。一般来说，香气浓郁的熟孜然适合用食物蘸着吃，而炒菜、煎烤时宜用生孜然，以避免重复高温导致香味消失。在吃法上，别以为只有烤肉才能放孜然，其实，炒土豆丝、青椒、豆腐等素菜时，都可以放一点。烹调时既可以用整粒的孜然，也可将它磨成半碎的，或直接买孜然粉。

几种食物的错误搭配

香蕉酸奶（香蕉＋酸奶） 酸牛奶能降低胆固醇，与香蕉同食则对身体健康无益。

大枣带鱼粥（大枣＋鱼＋葱） 大枣性平，能滋补脾胃、益气养血，与鱼葱同食则会导致消化不良。

五香茶叶蛋（茶叶＋鸡蛋） 浓茶中含有较多的单宁酸，单宁酸能使鸡蛋中的蛋白质变成不易消化的凝固物质，影响人体对蛋白质的吸收利用。

黄豆炖猪蹄（猪蹄＋黄豆） 黄豆中的醛糖酸残基可与猪蹄中的矿物质合成螯合物，从而干扰或降低人体对这些元素的吸收。

青椒牛肝（牛肝＋含维生素 C 的食物） 因为蔬果中的维生素 C 有很强的还原性，很容易被牛肝中的铜离子氧化，从而失去生理活性。

白萝卜木耳汤（白萝卜＋木耳） 白萝卜性平微寒，具有清热解毒、健胃消食、化痰止咳、顺气利便、生津止渴、补中安脏等功效。需注意萝卜与木耳同食可能会得皮炎。

田螺酿肉（猪肉＋田螺） 猪肉酸冷寒腻，田螺大寒，二物同属凉性，易伤肠胃，因此不宜同食。

西红柿烩平鱼（西红柿＋鱼肉） 西红柿中的维生素 C 会对鱼肉中铜元素的释放产生抑制作用。

黑糯米鸡（糯米＋鸡） 糯米的主要功能是温补脾胃，所以一些脾胃亏虚、常常腹泻的人吃了能起到很好的治疗效果。但与鸡肉同食会引起身体不适。

红黄沙拉（黄瓜＋西红柿） 西红柿含大量维生素 C，有增强机体抵抗力、防治坏血病、抗感染等作用。而黄瓜中含有维生素 C 分解酶，同食可使其中的维生素 C 遭到破坏。

养生食堂——会吃会喝促健康

这些食物别带皮吃

土豆皮　土豆皮中含有配糖生物碱，其在体内积累到一定数量后就会引起中毒。由于其引起的中毒属慢性中毒，症状不明显，因而往往被忽视。

柿子皮　柿子没有成熟的时候，鞣酸主要存在于柿肉中，而成熟后鞣酸则集中于柿皮中，它与蛋白质起化合作用生成沉淀物——柿石，引起多种疾病。

红薯皮　红薯皮含碱多，食用过多引起胃肠不适。呈褐色和黑褐色斑点的红薯皮是受了"黑斑病菌"的感染，能够产生"番薯酮"和"番薯酮醇"，进入到人体将损害肝脏，并且引起中毒。中毒轻者会出现恶心、呕吐、腹泻，重者可以导致高烧、头痛、气喘、抽搐、吐血、昏迷，甚至死亡。

荸荠皮　荸荠常生于水田中，其皮能聚集有害有毒的生物排泄物和化学物质。另外，荸荠皮中还含寄生虫，如果吃下未洗净的荸荠皮会导致疾病。

银杏皮　果皮中含有有毒物质"白果酸""氢化白果酸""氢化白果亚酸"和"白果醇"等，进入人体后会损害中枢神经系统，引起中毒。另外，熟的银杏肉也不宜多食。

几种要不得的饮食习惯

餐前吃西红柿　容易使胃酸增高，食用者会产生"烧心"、腹痛等不适症状。而餐后吃西红柿，由于胃酸已经与食物混合，胃内酸度会降低，就能避免出现这些症状。

胡萝卜汁、酒同饮　美国食品专家发现，如果将含有丰富胡萝卜素的胡萝卜汁与酒精一同摄入人体内，可在肝脏中产生毒素，引起肝病。因此，饮胡萝卜汁后不要饮酒，或是饮酒之后不要饮用胡萝卜汁。

香菇过度浸泡　香菇富含麦角甾醇，这种物质在接受阳光照射后会转变为维生素D。如果用浸泡或过度清洗，就会损失麦角甾醇等营养成分。

炒豆芽菜欠火 豆芽质嫩鲜美，营养丰富，但吃时一定要炒熟。由于豆芽中含有胰蛋白酶抑制剂等有害物质，食用不熟的豆芽可能会引起恶心、呕吐、腹泻、头晕等不良反应。

炒苦瓜不焯 苦瓜所含的草酸可妨碍食物中钙的吸收。因此，在炒苦瓜之前，应先把苦瓜放在沸水中焯一下，待去除草酸后再炒。

做熟的绿叶菜存放过久 剩菜（尤其是韭菜等绿叶蔬菜）存放过久会产生大量亚硝酸盐，即使表面上看起来不坏、嗅之无味，也能使人发生轻微的食物中毒，尤其是体弱和敏感者。因此，对绿叶蔬菜既不要长时间烹调，也不能做好后存放过久。

虾米直接煮汤喝 虾米或虾皮在加中过程中容易染上一些致癌物，直接煮汤喝，不利于人体健康。专家建议，可将虾米煮数分钟后再换水煮汤，或在汤中加1～2片维生素C，就能阻断致癌物的体内合成。

用未处理的砂糖拌凉菜 有种喜甜的粉螨虫常生活在砂糖、绵白糖等甜食里。如果被污染的糖未经加热处理，螨虫就会随食物进入人体并寄生在胃肠道。螨虫释放的毒素能刺激肠壁发生痉挛，而出现腹痛。

过热的油锅炒菜 烧得过热的油锅中易生成一种硬脂化合物，对健康极为有害。若常吃热油锅炒出的菜，易患低酸性胃炎和胃溃疡。

长期进食植物油 经测定，花生、玉米油中易混杂强致癌物质黄曲霉素；棉籽油未经处理可能含有能使人中毒的棉粉；菜油中的芥酸不利于高血压、心脏病人的健康，故植物油不宜长期食用。

过多食用豆制品 过多摄入黄豆蛋白质可抑制正常铁吸收量的90%，从而可能出现缺铁性贫血，表现不同程度的头晕、倦怠等症状。此外，豆制品含丰富的蛋氨酸，大量摄入后，在酶作用下转变为损伤动脉血管内壁细胞的物质，促使血管硬化。

多添佐料调味 胡椒、桂皮、丁香、小茴香、生姜等天然调味品在烹饪中经常性过多使用会产生口干、咽喉痛、精神不振、失眠等副作用，严重的还会诱发高血压、胃肠炎等多种病变。

饮食营养四误区

认为老母鸡补身体营养价值高　鸡的营养价值并不与鸡的年龄成正比。相反，多年的老母鸡其鸡肉含量并不增加，在体内积累的主要是鸡油，且肌肉弹力纤维减少，结缔组织也会随着年龄增长而增加老化，所以老母鸡的肉特别韧，久煮难烂，也不易被胃肠消化吸收，因此远不如仔鸡好吃、有营养。如若为了补益，可用饲养一年的鸡，容易煮烂、肉质可口、营养也佳。

认为吃鱼越多越好　鱼的脂肪中含有不饱和脂肪酸，具有抗动脉粥样硬化作用，故对防治心脑血管疾病、增强记忆力、保护视力、消除炎症颇有益处。但科学家新近的研究证实：食鱼并非多多益善，因为鱼的脂肪酸中含有大量的二十碳五烯酸，它能抑制血小板的凝聚作用，长期过量食鱼，可使血小板凝聚性降低而引起各种自发性出血，如皮肤紫癜症、脑溢血等。

认为大量食醋对身体有益　一般炒菜时放几滴醋，有利于保护蔬菜中的维生素 C，并能促进肠胃对维生素 C 的吸收。所以有些人认为食醋有很多好处，因而过多食醋，甚至干脆喝醋。殊不知，大量食醋会灼伤、腐蚀食道黏膜及损伤脾胃，容易引发胃肠慢性炎症。醋又是钙的有机溶剂，食醋过量会影响人体内钙质的代谢，极易引发骨质脱钙，加重骨质疏松，导致骨折。

认为嚼口香糖能清洁口腔　许多人认为口香糖具有清洁口腔、坚固牙齿的作用。实际并非如此，人们嚼口香糖比吃一般糖害处更大，因为口香糖内含有一定量的糖分，嚼后如不漱口，口腔会变为酸性环境，可使细菌生长繁殖，极易发生龋齿。另外，口香糖含有橡胶增塑剂，以及防老化剂等添加物，这些都有一定的毒性。

不宜多吃的美味

很多人认为，只要好吃爽口的食物就可以多吃一点，其实不然，有些美食吃多了就会伤害身体，带来不良的负面影响。

松花蛋　又称皮蛋，在制作过程中要加入一定量的铅。经常食之会引起铅中毒。铅中毒会导致失眠、贫血、智力减退等。铅在人体内会取代钙质，还会引起钙流失。

方便面　方便面中含有对人体不利的食品色素和防腐剂等，常吃对身体防止诱发癌变不利。其次，方便面中缺乏人体必需的蛋白质、维生素等营养素，长期食用会造成营养不良。

油条　油条中的明矾是含铝的无机物，经常吃油条，摄入体内的铝很难从肾脏排出，从而对大脑的神经细胞产生危害，甚至会引发老年性痴呆症。另外，有些油条制作者所用食油往往多次高温烧炸，使油中的致癌物、不洁物增多，食之对健康有害。

猪肝　猪肝营养丰富，但其中含胆固醇很高，每千克中含有胆固醇400毫克以上。人体摄入胆固醇太多还会导致动脉硬化。因此，一次不宜吃很多猪肝。另外，新鲜猪肝中往往有一些毒性物质，吃时需冲洗，否则吃多了有害身体。

午餐肉　午餐肉在其制作过程中有少量的防腐剂硝酸钠与亚硝酸钠，这些盐类物质对人体有害，多食会使人体血液失去供氧能力。

爆米花　一般制作的爆米花由于容器的关系，每千克爆米花的含铅量可高达10毫克左右，对人体特别是儿童的造血、神经及消化系统都有害。

臭豆腐　臭豆腐在发酵过程中，极易被微生物污染，同时又会挥发大量盐基氮，以及硫化氢等；这些都是蛋白质分解的腐败物质，对人体有害。

菠菜　菠菜营养丰富，但因含有草酸，致食物中宝贵的元素锌与钙之结合，而被排出体外，而引起人体锌与钙的缺乏。

腌菜　腌菜若制作不得法，含致癌物，并含硝酸铵，久吃致病。

对肠道不利的食物

白糖　有利于细菌的肠道内的迅速繁殖，特别是大肠杆菌。它易于形成草酸，是风湿病的诱因。

酒精　根据最近挪威的研究结果，酒精与结肠癌、直肠癌有密切的关系。

肉类　如果没有充分咀嚼，它就不易消化，而且成为肠内腐败的元凶。在那些肉类消费大国内，结肠癌的发病率在直线上升。

饱和脂肪　饱和脂肪不规则地刺激胆汁分泌，以此产生大量的胆汁酸。另外，饱和脂肪的富集改变了肠道内的菌群状况，增加了那些促使胆汁酸盐变为致癌物的细菌含量。那些固体的植物脂肪，与自然的不同，它们增加了维生素 F 的需求量，从而打乱了免疫过程。

谷蛋白　是靠维生素 E 来消化吸收的。维生素 E 存在于生的小麦粒、大麦粒、黑麦粒、燕麦或荞麦粒中。当这些麦粒被磨成面粉或是煮熟后，维生素 E 就被破坏掉了。谷蛋白形成一种糊状的黏性物质，附着在肠道内壁上。它延缓了食物的通过，容易引发肠道腐败，而且妨碍了 B 类维生素的吸收。

精制面粉　容易使大便变硬，特别是在食物中缺乏天然食品，如水果和蔬菜的时候。

奶油和黄油　它们使肠道内壁的渗透性增强，这样细菌就很容易通过。

五种一吃就胖的食物

巧克力饼干　每天吃 6 片，热量 302 卡，一年发胖 14 千克。

巧克力棒　每天吃一条，热量约 280 卡，一年发胖 13 千克。

罐装果汁　每天喝 500 毫升，热量 255 卡，一年发胖 12 千克。

普通可乐　每天喝 375 毫升，热量 168 卡，一年发胖 8 千克。

啤酒　每天喝 375 毫升，热量 147 卡，一年发胖 7 千克。

易"上火"的食物

多种调味料（如辣椒、胡椒、葱、姜、蒜、肉桂、小茴香、八角茴香等），韭菜、香菜、酒、羊肉、羊肾、鸡肉、鸡肝、牛肉、狗肉、虾、鳝鱼、鲫鱼、海参、龙眼、荔枝、石榴、杨梅、杏、核桃仁、松子、炒瓜子、南瓜、大枣、蜜枣、糯米、红糖等，一般民间所说的"燥"或"热"的食物即是指温热性食物。

另外，经烧、烘、炒、爆、煎、炸、烤处理过的食物性质多燥热，高热量的食物如糖果、巧克力、黄油等进食过多时，也易致人"上火"。

苦味食物别乱吃

适当吃些苦味食物可增强人体的食欲和消化功能，但吃苦味食物也要注意一些问题。

有些苦味食物有毒 所谓"苦味食物"是因为食物中含有某些苦味的化学成分，苦的味道就是这些化学成分造成的。有些苦味食物所含的是对人体有益的苦味化学成分，如苦瓜中的苦瓜苷有降血糖的作用，芹菜中的芹菜苷有降血压作用，茶叶中的生物碱和多酚类的物质有提神和抗氧化等作用，适量地进食对人体有益。但有的苦味食物含有的是对人体有毒的化学物质，例如不成熟的甜瓜的瓜蒂和根部就是苦味的，所含的具有苦味的甜瓜毒素能够引起胃痛、呕吐、腹泻等，严重者可危及生命。苦杏仁中含苦杏仁苷，经肠道吸收后可产生氢氰酸（氰化物是一种剧毒物质），可造成呼吸中枢麻痹而引起死亡。另外，苦味的黄瓜也含有毒素，不能食用。

吃苦味食物要因人而异 中医认为苦味食物均属寒凉，具有清热泻火、燥湿通便等作用，故体质比较虚弱者不宜食用。一般说来，老人和小孩的脾胃多虚弱，故不适宜过多食用苦味食物。患有脾胃虚寒、脘腹疼痛、大便溏泄的病人也不宜食用苦寒食物，否则会加重病情。

全球十大垃圾食物

一、油炸类食品

1. 导致心血管疾病元凶（油炸淀粉）。

2. 含致癌物质。

3. 破坏维生素，使蛋白质变性。

二、腌制类食品

1. 导致高血压、肾负担过重，导致鼻咽癌。

2. 影响黏膜系统（对肠胃有害）。

3. 易得溃疡和发炎。

三、加工类肉食品（肉干、肉松、香肠等）

1. 含三大致癌物质之一：亚硝酸盐（防腐和显色作用）。

2. 含大量防腐剂（加重肝脏负担）。

四、饼干类食品（不含低温烘烤和全麦饼干）

1. 食用香精和色素过多（对肝脏功能造成负担）。

2. 严重破坏维生素。

3. 热量过多、营养成分低。

五、汽水可乐类食品

1. 含磷酸、碳酸，会带走体内大量的钙。

2. 含糖量过高，喝后有饱胀感，影响正餐。

六、方便类食品（主要指方便面和膨化食品）

1. 盐分过高，含防腐剂、香精（损肝）。

2. 只有热量，没有营养。

七、罐头类食品（包括鱼肉类和水果类）

1. 破坏维生素，使蛋白质变性。

2. 热量过多，营养成分低。

八、话梅蜜饯类食品（果脯）

1. 含三大致癌物质之一：亚硝酸盐（防腐和显色作用）。

2. 盐分过高，含防腐剂、香精（损肝）。

九、冷冻甜品类食品（冰淇淋、冰棒和各种雪糕）

1. 含奶油极易引起肥胖。

2. 含糖量过高影响正餐。

十、烧烤类食品

1. 含大量"三苯四丙吡"（三大致癌物质之首）。

2. 一只烤鸡腿＝六十支烟毒性。

3. 导致蛋白质炭化变性（加重肾脏、肝脏负担）。

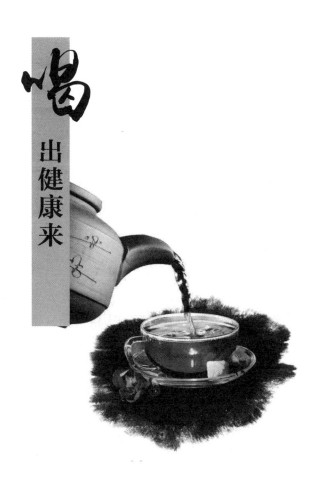

喝

出健康来

优质饮料白开水

医学研究证实，当人们脱水时，白开水对细胞的亲和力较大，能迅速进入脱水细胞，在疲劳不堪时，它能解除乳酸的聚积，使疲劳顿消；如血液黏稠有心脑血管梗死危险时，白开水是最好的稀释剂和化瘀剂。因此在全球评比"健康信得过饮料"时，白开水获得最佳饮料殊荣。

水是非常好的抗衰液

水能防治容颜早衰 脸部经常暴露在外，受风雨、冻晒刺激最多，水分损失也就最大，如能及时补足脸部水分，可使脸部湿润柔嫩、青春常在。

水能防治血管病 血液由 80% 的水分组成，血液缺了水就会黏稠、结栓，还能引起脑萎缩、心肌梗死、心衰等，如能保持血液不缺水，就会大大减少血管病，降低早亡率。

水能防治肌肉萎缩 肌肉约含 70% 的水分，如能经常补足肌肉水分，就会减少老年人越活肉越少、越活个头越矮的苦恼。

水能坚实骨质 骨骼中含有一定水分，连指甲、牙齿都需要一定水分。如果满足骨骼水分，就会减少因骨骼疏松、易折的灾祸发生。

水能促进食物消化 食物消化主要靠胃肠蠕动和消化液溶解。如果保持胃肠水分，就会减少便秘、肠梗、结石等病。

水能调节体温 水有导热功能，夏季通过血液、汗水把热传到体表散发，冬季通过尿液把热排出体外，使身体保持合适的温度。

水能消毒防癌 体内的废物毒素都要由肾脏过滤，通过尿液排出体外，如泌尿系统不缺水，就可少得前列腺癌。

水能保持呼吸功能 肺对氧气的吸收和二氧化碳的呼出都要靠水来润

滑运转，如呼吸系统不缺水，就会减少哮喘、肺气肿等。

科学饮水有讲究

人一天喝多少水才合适　其计算公式如下：成人体重每千克应补充35 ~ 40毫升水。也就是说，体重50千克的人得补充1750 ~ 2000毫升水。这个数字也包括从像汤类、水果和蔬菜等食物中获得的水分。当然，热天体内的需水量得增加，冷天得减少。

喝水四个定点　每日定时饮水最健康。早起，喝杯淡盐水或凉白开，可帮助肾脏及肝脏解毒，以250毫升的饮水量为宜。上午九十点钟（早饭后一个半到两小时之间）和下午三四点（午饭后一个半到两个小时），往往工作紧凑，情绪紧张，人体易出现脱水现象。此时补充至少250毫升水，还能帮助头脑清醒。如果晚饭有喝稀饭的习惯，那么晚上就不用补水，反之，就应该在八点左右，适当喝一点白开水，以补充一天的水分。

20 ~ 25℃温开水为宜　一般饮水温度为水煮沸后冷却至20 ~ 25℃时，具有特异的生物活性，比较容易透过细胞膜，并能促进新陈代谢、增强人体的免疫功能，此时最适合饮用。

选择饮水的学问　蒸馏纯水呈弱酸性，长期饮用会使人体内环境遭到破坏。矿泉水因含有人体所需的一些矿物质，可以选用，但是要选择正规厂家产品，不要盲目地喝一些所谓的矿泉水，水中矿物含量超标，会严重危害人体健康。而其他一些果蔬及碳酸饮料中大多含有香精和色素，以此代水，不但起不到给身体"补水"的作用，还会危害健康。

桶装水、饮水机处理水饮用有禁忌　首先，注意桶装水放置不宜久；其次，要选择正规厂家的产品；第三，注意彻底加热后再饮用；第四，饮水机要定期清理。

科学喝水时间表

专家推荐了一个"喝水行程表"以作参考。

6：30　经过一整夜的睡眠，身体开始缺水，起床之际先喝250毫升的水，可帮助肾脏及肝脏解毒。

8：30　清晨从起床到办公室的过程，时间总是特别紧凑，情绪也较紧张，身体无形中会出现脱水现象，所以到了办公室后，先别急着泡咖啡，给自己一杯至少250毫升的水。

11：00　在冷气房里工作一段时间后，一定得趁起身动动的时候，再给自己一天里的第三杯水，补充流失的水分，有助于放松紧张的工作情绪。

12：50　用完午餐半小时后，喝一些水，可以加强身体的消化功能。

15：00　以一杯健康矿泉水代替午茶与咖啡等提神饮料，同样提神醒脑。

17：30　下班离开办公室前，再喝一杯水，增加饱足感，到吃晚餐时，自然不会暴饮暴食。

22：00　睡前1至半小时再喝上一杯水。全天已摄取2000毫升水量了。不过别一口气喝太多，以免晚上上洗手间影响睡眠质量。

早起先喝一杯水

早晨起床后不论男女老幼，请不要怕麻烦，要喝上一杯白开水，这对身体绝对有利健康，因为人在夜间呼吸、出汗和排尿，消耗大量水分，机体在清晨相对缺水，这样很容易引起血黏度增高和血栓形成，体内缺水，排尿减少，造成尿液浓缩，也成为尿路结石隐患。

晨起先喝一杯水可稀释血液，促进正常血液循环，有利于改善脏器循环和供血，也有利于肝肾代谢，顺利排泄废物，还有润喉、醒脑、防治口臭和便秘的作用。

喝好每天第一杯水

"一日之计在于晨"，早晨的第一杯水尤其显得重要。

喝什么　新鲜的白开水是非常好的选择。白开水是天然状态的水经过多层净化处理后煮沸而来，水中的微生物已经在高温中被杀死，而开水中的钙、镁元素对身体健康是很有益的。有研究表明，含钙、镁等元素的硬水有预防心血管疾病的作用。

有不少人认为喝淡盐水有利于身体健康，于是晨起就喝淡盐水，这种认识是错误的。研究认为，人在整夜睡眠中未饮滴水，然而呼吸、排汗、泌尿却仍在进行中，这些生理活动要消耗损失许多水分。早晨起床如饮些白开水，可很快使血液得到稀释，纠正夜间的高渗性脱水。而喝盐水则反而会加重高渗性脱水，令人更加口干。何况，早晨是人体血压升高的第一个高峰，喝盐水会使血压更高。

早上起来的第一杯水最好不要喝果汁、可乐、汤水、咖啡、牛奶等饮料。汽水和可乐等碳酸饮料中大都含有柠檬酸，在代谢中会加速钙的排泄，降低血液中钙的含量，长期饮用会导致缺钙。而另一些饮料有利尿作用，清晨饮用非但不能有效补充身体缺少的水分，还会增加身体对水的需求，反而造成体内缺水。

什么温度最适宜　有的人喜欢早上起床以后喝冰箱里的冰水，觉得这样最提神，其实，早上喝这样的水是不合时宜的，因为此时胃肠都已排空，过冷或过烫的水都会刺激到肠胃，引起肠胃不适。

晨起喝水，喝与室温相同的开水最佳，天冷时喝温开水，以尽量减少对胃肠的刺激。研究发现，煮沸后冷却至 20 ~ 25℃的白开水，具有特异的生物活性，它比较容易透过细胞膜，并能促进新陈代谢，增强人体的免疫功能。凡是习惯喝温、凉开水的人，体内脱氧酶的活性较高，新陈代谢状态好，肌肉组织中的乳酸积累减少，不易感到疲劳。在头天晚上晾开水时一定要加盖，因为开水在空气中暴露太久会失去活性。

喝多少　一个健康的人每天至少要喝 7 ~ 8 杯水（约 2.5 升），运动量大或天气炎热时，饮水量就要相应增多。清晨起床时是新的一天身体补充水分的关键时刻，此时喝 300 毫升的水最佳。

怎么喝　清晨喝水必须是空腹喝，也就是在吃早餐之前喝水，否则就收不到促进血液循环、冲刷肠胃等效果。最好小口小口地喝水，因为饮水速度过猛对身体是非常不利的，可能引起血压降低和脑水肿，导致头痛、恶心、呕吐。

早晚喝凉白开防猝死

许多心脑血管患者常常猝死于清晨或者夜间，其中很大原因是体内缺水。因此，专家建议，早起后和晚睡前应适当饮水。

因为经过一夜的睡眠，人体排出了大量的水分，血液的黏稠度会随之升高，很容易造成血流不畅，从而导致血压升高。严重者则可能导致供血不足，从而造成心脑血管病患者猝死。据介绍，清晨起床后，因为人体肠胃是空的，吸收水分快，补水效果好，喝一杯白开水（尤其是凉白开水）能帮助血液恢复正常的生理功能，消除体内新陈代谢的余物，同时减少心脑血管病症的发生。入睡前喝适量的水，可以使血液黏度降低，进而预防脑血栓的发生。

餐前喝水可防病

英国伦敦大学的贝曼格利博士指出，学会正确喝水，不仅对疾病有预防和治疗作用，还能有效减缓疼痛。

预防疾病　水能预防心脏和脑部血管阻塞。

提高免疫力　水可以提高免疫系统的活力，对抗细菌侵犯。

抗癌　水使造血系统运转正常，有助于预防多种癌症。

增强注意力　喝水能帮助大脑保持活力，把新信息牢牢存到"记忆银行"里。

贝曼格利还强调，水应该在餐前喝，最好是餐前 30 分钟，尤其是患有胃炎、十二指肠炎、胃溃疡、结肠炎及消化不良导致产气的人，这样可以让肠胃道做好消化食物的准备。

开水最好当天喝完

反复烧开水会造成水的老化，不但会使其中对人体有益的矿物质丧失，还可能产生某些有害物质如亚硝酸盐等。亚硝酸盐一旦大量进入人体，能使血液中的红细胞失去携带氧气的功能，致使组织缺氧，人们长期喝这种水会出现恶心、呕吐、头痛、指甲与嘴唇发紫、心慌等症状，严重的还能引起缺氧，甚至可能诱发癌症。因此当天烧的开水最好当天喝完。

白开水超过三天不宜喝

专家提醒，白开水超过三天之后不宜饮用。

水储存过久，就会被细菌感染产生亚硝酸盐，亚硝酸盐一旦大量进入人体，能使组织缺氧，出现恶心、呕吐、头痛、心慌等症状，严重时还能使人缺氧致死。亚硝酸盐在人体内还能形成亚硝胺，促发肝癌、胃癌等。装在保温瓶里的开水变温后，细菌繁殖更快，还原的亚硝酸盐更多。所以，存放时间太长的白开水不宜喝。

一口气饮水效果好

真正有效的饮水方法，应该一口气将一整杯水（200～250毫升）喝完，而不是随便喝两口便算，这样才可令身体真正吸收使用。如果只随便喝一两口来止渴，对身体根本无济于事。尽量避免常饮蒸馏水，可选择优质的矿泉水。如果可以的话，饮用碱性水对人体最有利，否则，在家用滤水器过滤后煮熟再喝亦无不可。当然，饮水随时都可以，口渴时才饮用往往只能解渴，水会直接从消化管道中流通，被身体吸收。吃饱后才饮水，对身体健康所起的作用比不上空腹饮水。上班一族常常会因工作关系疏忽了饮水，长此下去，膀胱和肾都会受损害，容易引起腰酸背痛。

喝凉开水利于长寿

凉开水在沸腾后放置冷却的过程中，氧气比一般的自然水少了50%，水的表面张力、密度、黏滞度都发生了变化，用这种水来处理种子或灌溉农作物，能大大提高农作物的产量。给动物喝这种水，则可提高动物的抗病能力。

若能经常饮用凉开水，有预防感冒、咽喉炎和某些皮肤病之效。每天清理饮用一杯20℃的新鲜凉开水，并逐渐增加杯数，经过几年后，就会产生神奇的益寿效果。

近年来，日本学者对早起喝一杯凉开水重新做了研究后认为：人在通过一夜的睡眠后胃肠道已被排空，饮下这种活性水后，能被很快吸收而进入血液循环，稀释血液，从而对体内各器官组织进行一次"内洗涤"，可增强肝脏的排毒能力，促进新陈代谢，加强免疫功能，通过稀释血液和扩张血管降低血压，预防脑溢血和心肌梗死。

但需注意，这种水不能在空气中暴露过久，因为过久会使氧气再度溶入水中，其生物活性也就失去了。

喝冰水不可逞一时之快

从酷热的室外回到家中，很多人直奔冰箱，拿出冰凉饮料咕噜噜一口气喝完，既解渴又痛快。但专家提醒，逞一时痛快会酿成疾病的隐患。大量喝冰水容易引起胃黏膜血管收缩，影响胃肠正常消化功能，甚至有可能引起肠痉挛，造成腹痛。有些人虽然在夏季不发病，但是到了秋冬季节则会发生腹泻等胃肠疾病。天气炎热时，人体血管处于扩张状态，如果大量饮用冰水，势必造成血管迅速收缩，造成心脑血管的供血不足，引发心脑血管疾病。特别是既往有高血压、冠心病和脑血管疾病病史的患者，会导致血压升高、诱发心绞痛甚至心肌梗死和脑血管病。

饮水不足将导致脑老化

加拿大阿·霍友博士指出，随着年龄的增长，人们的味觉、嗅觉日趋迟钝，为此，老年人常不易感觉口渴，便很少喝水，致使水分补充不足，而最先受到影响的是大脑。长期饮水不足，会导致脑的老化，而且还会形成一种恶性循环。所以，老年人即使不感到口渴，也要适量饮水，以保持正常的血液浓度，防止脑老化的发生。

饮水不足易患尿路感染

充足的饮水能使血液循环充沛，血液中的白细胞可以自由到达"需要"的地方，机体的各种机能包括免疫系统的防御反应，也可更加迅速而有效。经过肾脏代谢经尿道排出的"水"会清洗尿路，带走毒素和代谢废物，使其中的病菌失去栖身之处。如果饮水量不足，尿量也会随之减少，就会使体内的毒素存留时间延长，增加患尿路感染的概率。

"喝水减肥"对人体有害

医学专家认为，"喝水减肥"的做法是不科学的。喝水把胃撑大，理论上可以暂时产生饱足感，但饥饿感的产生并非仅仅来自胃部，血糖浓度的高低以及视觉和嗅觉也可以刺激食欲。因此，喝水应有限制，而非多喝多健康，长期每天大量喝水，容易导致"水中毒"。

"水中毒"是指长期喝过量的水或短时间内大量喝水，身体必须借着尿液将多余的水分排出，排出的水分中含有重要的电解质，倘若持续时间太久，体内以钠为主的电解质就会受到稀释。初期会出现虚弱无力、心跳加快、黏膜干燥、皮肤失去弹性等症状，严重时甚至会出现痉挛、意识障碍和昏迷。

忍渴会加速人体衰老

有人怕胖或是由于习惯，经常处于忍渴状态。其实，已感口渴说明体内已有轻度失水。医学专家认为，长期如此，会加速人体衰老进程。首先是皮肤干燥、弹性减退，皱纹随之而来；其次是大脑因摄水不足，会出现提前老化、重量减轻、记忆力渐渐减退；再就是血管病变，由于渴而不饮，血液浓缩，黏稠度增高，易形成脑血栓、心肌梗死等心血管病症。

口渴时不要暴饮

喝到胃里的水，进入血管需要 2 ~ 3 分钟的时间。当感到很渴时，如果在 1 分钟内喝了大量水，而胃里的水仅有少部分进入了血管，血管紧张素的浓度降低还不明显，因此感到还是口渴，就会继续饮水，当感到不渴时，已经过量喝了很多水。缓慢地喝水时，血液中的血管紧张素会将水量增加的信息向大脑中枢传递，人就会觉得渴的程度不断缓解。喝了近 1 升水后，血管紧张素的浓度就会恢复正常状态，大脑中枢就会发出停止饮水的指令。也就是说当感到渴时，一般慢慢喝 1 升水就足够了。

一次暴饮很多水会使排尿和出汗量增多，但随着水分的排出，体内血液中的盐分会越来越少，电解质丢失增多，增加了肾脏和心血管的负担，易出现尿频、气短、心慌等不适。此外，暴饮很多水会使胃液稀释，既降低胃液的杀菌作用，又妨碍对食物的消化。喝水最好站着喝，尽量不要坐着，要慢慢地喝，绝不可一口气喝完。

喝水不能太随意

现在许多人舍弃了饮用自来水，改喝纯净水和矿泉水，但饮用纯净水和矿泉水也有一定的注意事项。

纯净水　现在市场上销售的纯净水基本上采用膜过滤技术进行处

理，这样的水很纯净。但是经过这样处理后的水的分子链非常大，达到了14～17个水分子的长度，这样的水并不利于人体吸收。长期饮用纯净水还会增加钙的流失，对于老年人，特别是患有心血管病、糖尿病的老年人以及儿童、孕妇等更不宜长期饮用。

矿泉水 矿泉水埋藏于地层深处，不易受外界污染的影响，保证了水的洁净卫生，并且富含人体需要的矿物质和多种微量元素。此外，矿泉水pH值大都在7～8之间，有利于维持人体内的酸碱平衡、促进新陈代谢。但是矿泉水中矿物质的含量并不十分稳定，如果一些矿物质的含量超标就会对人体造成伤害。如水中碘的含量超过2mg/L的时候就对人体有害了。加上矿泉水资源稀少，不是每个家庭都可以饮用。

那么我们应该饮用什么样的水呢？美国著名营养学家和水研究专家马丁博士认为水只有达到以下三个标准才是适合人体需要的水：①水的硬度为170mg/L；②固体溶解性物质（TDS）含量在300mg/L左右；③pH值呈微偏碱性（7.5～8.0之间）。

饮水防误区

要想身体健康就要喝对水，喝好水。有一些认识误区，需要加以纠正。

水越纯越好 大量饮用纯净水，会带走人体内有用的微量元素，从而降低人体免疫力，易引发疾病。此外，长期饮用纯净水还会增加钙的流失。

含矿物质多好 饮用水中应该含有适量、平衡的矿物质，但矿物质含量高并不能完全说明水的活力强。反之，当水中矿物质含量超标时，还会危害人体健康。

喝饮料等于喝水 调查显示，不少人喜欢把饮料当水喝。其实，水和饮料在功能上并不能等同。由于饮料中含有糖和蛋白质，又添加了不少香精和色素，饮用后使人不易产生饥饿感。因此把饮料当水喝，不但起不到给身体"补水"的作用，还会降低食欲，影响消化和吸收。

喝医疗用水有益健康 目前在市场上可以看到一些名为"电解水"和"富氧水"的饮用水，严格地说，这些都属于医疗用水，必须在医生指导下

养生食堂——会吃会喝促健康

饮用。

夏季补水的学问

夏季气温高，气压低，湿度大，人们从事体育活动和体力劳动时，常常会大汗淋漓。一个在高湿环境下从事剧烈活动的人，一昼夜将排出6000 ~ 8000 毫升汗液。大量汗液排出后，必须及时补充水分，才能保证人体的体液循环，那么怎样补水才科学呢？

第一，大量排汗后，会引起口渴，往往肚子已经喝得胀鼓鼓的，但嘴里还渴得慌。这时切记，不可暴饮。因为肠胃吸收水分的速度是有限的。每小时只能吸收 800 毫升左右。过量的水分一时被吸收不了，会引起腹胀。此时，如果继续运动或劳作，还会因为颠簸而引起腹痛。另外，大量水分进入血液，还会增加心脏的负担。因此，每次只能饮 150 ~ 200 毫升。每小时饮水不要超过 800 毫升。

第二，水的温度既不能过高又不能过低，以 8 ~ 12℃的水为宜。这种温度的水既不会对胃肠产生刺激，也不会增加人的体温。

第三，大量汗排出后，带走了体内大量的钾、钠等无机盐，如果不及时补充，将破坏体内的水和电解质的动态平衡，严重时还会产生痉挛而危及人的生命。因此，在凉开水中要加入一定的食盐和糖分，一般每 1000 毫升凉开水中要加入食盐 5 克、白糖 50 克和适量的果汁。这种配方的水和人的生理液十分相近。

秋季适当多饮水

秋天，人同植物一样会缺水。这时，植物会通过落叶来适应机体水分不足；人则要及时补充水分。这对于中老年人来说尤为重要。因为：

第一，中老年人体内含水量比青年人少。老年医学研究指出，中老年人体内水分比青年人少 10% ~ 20%。

第二，中老年人肾脏回收水分能力差，年轻人能将尿液中千分之九的水分回收到血液里，而中老年人的这种能力大为衰退，回收水分能力大为降低。日常生活中，老年人排尿次数明显增多就是这个道理。

第三，中老年人汗腺几乎不发生老化，其排泄水分（汗液）的能力同年轻人相差不大。

第四，老人感觉迟钝，口渴感明显减弱，即使体内缺水也不感到口渴，等到机体严重缺水时，才想到要喝水。

因此，中老年人多喝水尤其必要，特别是干燥的秋季要谨防秋燥。

冬天喝水的讲究

冬天水容易冷，很多人会对水反复煮沸加热，导致水中亚硝酸盐浓度增加。常饮这种水会引起亚硝酸盐中毒；水垢还会引起消化、神经、泌尿和造血系统病变，甚至早衰。

冬天要喝新鲜开水，但不要太烫，一般 25 ~ 30℃较适合，否则会对胃黏膜造成伤害。

喝水多少男女有别

研究表明，19 ~ 30 岁的女性每天平均需要大约 2.5 千克。而男性需要的水分会更多些，需要大约 3.45 千克。专家认为，给身体补水的方式有很多，比如喝汤、吃蔬菜，水果中也含有大量的水分。不过，专家建议人们最好还是饮用白水。另外，不要在感到口渴时才喝水。而一旦口渴难耐也不要一下子喝很多水，这会增加心、肺和肠胃的负担，导致消化不良、胃下垂等疾病，严重的甚至可诱发心脏或肺功能衰竭。

老年人应掌握正确补水时间

老年人因为身体器官的老化，大都有不同程度的动脉粥样硬化、心血管疾病，血液黏稠度比较高。人在夜间因呼吸和出汗会消耗部分水分，加之老人常有起夜习惯，水随之消耗也较多。夜间缺水会使血液黏稠度升高、血流量减少、血小板凝聚、粥样硬化的血管更易产生栓塞，当栓子脱落在脑动脉、冠状动脉及其分支内时，心肌就可出现急性供血不足导致坏死。所以，老年人尤其患冠心病者，重视饮水是预防心梗发生的重要保健方法之一。

不少老年人会因"不渴"而不愿喝水，身体常处于一种轻度脱水状态而不自觉。因此，老年人即使口不渴也要常喝点水。在临睡前半小时适当喝些水。早晨起床后，首先饮一杯水（200毫升左右），可及时稀释过稠的血液、促进血液流动。夜尿多者起解时可喝些白开水，补偿体液的消耗。当气候炎热或饮食过咸时，更应多喝些水补充流失的水分。

饮水关系儿童健康

饮水与儿童健康关系密切。十岁以下的儿童，每天要摄入1300毫升的水分以维持体液的平衡。特别是学龄前幼儿饮水充足，不仅能使咽喉保持清洁和湿润、保持大便通畅，而且能保证新陈代谢的正常进行，减少疾病的发生。幼儿一旦患病而出现发热、多汗或呕吐、腹泻的症状时，更应及时补充水分以防因失水而加重病情。

儿童应多喝白开水

国外研究人员认为，儿童喝果汁饮料易延缓发育，使他们食欲不振、情绪不稳定并经常腹泻、厌食。因为大量饮用饮料扰乱了消化系统分泌功能、影响正常进食、使身体发育缺乏足够的蛋白质和脂肪，不利于孩子生长发育，甚至对身体健康造成损害。

从营养学观点看，任何含糖饮料或功能性饮料都不如白开水的生理作用和健康价值大。因为纯净的白开水更解渴，而且进入身体后可立即发挥新陈代谢功能。白开水是真正解渴的健康饮料，能防感冒、咽喉炎和某些皮肤病。因此，应多给儿童喝白开水少，少喝那些含糖、含色素的饮料。

每天喝水 2000 毫升预防结石

夏季之所以比较容易发生肾结石，主要是由于气温高，人体大量出汗又不注意补充水分，致使小便量减少，尿中草酸钙晶体和草酸含量增多，增加结石的形成机会。预防结石就要多喝水，每日的喝水量不少于 2000 毫升，同时多做跳跃运动。

血压偏低要多喝水

高血压患者如喝水太多，可能会出现血压升高、头晕、恶心、呕吐等一系列恶性症状。但对低血压患者来说，多喝水不仅没有上述不适症状，还能帮助血压回升。医生经常建议低血压患者适当增加盐的摄入量，其目的之一是增加其饮水量。

需要指出的是，喝水虽有助于使血压升高，但并非适宜所有低血压患者。这种方法主要适用于血压偏压，但一般情况下没有症状，或者只在体位改变时出现头晕等症状的患者。

正确喝水降低血黏度

大量出汗会使体内的氯化钠流失，一旦血液中氯化钠含量低于 0.3% 时，机体就会通过肾脏将水分排到体外，从而导致血黏稠度增高。如果此时大量喝白开水，就会使血液中氯化钠含量进一步下降，导致更多的水分排出，从而形成恶性循环，喝水越多血液越黏稠。此外，如大量饮水而没有补充盐分，水分就会通过细胞膜渗入细胞内，还会使细胞水肿而发生"水中毒"。

在饮用的水中加入适量的葡萄糖、盐等，就可以使水分、氯化钠等很快进入血液，不但可以起到稀释血液、降低血液黏稠度的作用，还可补足血液中流失的氯化钠，使血液中的水分维持恒定。可按 500 毫升白开水加 1 ~ 1.5 克食盐，或者 20 克葡萄糖的比例，配成淡盐水或淡糖水饮用。这种浓度的淡盐水或淡糖水，可以较快地降低血黏稠度。

老年人清晨的血液黏稠度较高、血容量不足，但并没有大量出汗损失盐分，如果早上饮用盐水会使血压升高，因此清晨醒来喝的第一杯水最好是白开水。由于晚上睡觉后一般不会有大量出汗的情况，所以睡前喝白开水也可降低血黏稠度。盐水、糖水主要是在大量出汗后饮用。血压较高不易控制的老人如没有糖尿病，可用 500 毫升白开水加入 20 克葡萄糖来代替淡盐水。糖尿病患者一般以喝淡盐水为宜。

患病后怎样饮水

冠心病、高血压病人　除正常饮水外，临睡前和清晨空腹饮水 200 毫升左右，可稀释血液，降低血液的黏稠度，减少发病。

胆结石、痛风、肾结石病人　需要大量饮水，最好保持每天饮水 2000 毫升以上。对痛风病人来说，这样可以降低尿酸的浓度，促进尿酸的排出；对胆结石、肾结石病人，可增加结石排出的机会。

心肾功能不全的病人　要记录出入水量，根据病情适当控制饮水，不要随意饮水，以免增加心、肾负担，加重病情。

长期便秘的病人　清晨空腹时，喝温淡盐水 250 ~ 450 毫升，可促进胃肠蠕动，有利于排便顺畅。

糖尿病病人　可出现多饮、多尿症状，此时，不应限制水分，否则会加重体内水电解质代谢紊乱，及血液中渗透压增高，甚至导致昏迷。对糖尿病病人要进行综合治疗，血糖下降后，病人自然也就不会多饮了。

水质与长寿

水质直接影响寿命的长短，这种作用是潜移默化、行之有效的。

举个简单的例子：淋浴时，毛孔在热气的作用下舒张，自来水中的余氯和有毒有害物质乘虚而入，进入毛细血管，再通过血液循环危害全身各个器官的健康，日积月累。美国著名水专家、营养学家马丁·福克斯博士多年研究的结果表明：人体从水中吸入有害物质，只有 1/3 是经口摄入的，2/3 是沐浴和洗涤清洁时吸入的。

由此可见，人不仅要"喝"足够的水，而且要"喝"高质量的水。

水也衰老

"隔年陈水有毒，隔夜陈水莫喝。"这是自古以来的民间保健经验。科学家研究证明，水分子是链状结构，水在漫长岁月中，如不经常运动，这种链状结构不断扩大延伸，即成衰老之水。衰老水活力极差，进入动植物体内，会使细胞的新陈代谢减缓、影响生长发育，正如古人所说："流水不腐。"死水、陈水其中尘埃增加、细菌增多、有害成分比例上升，喝了这种水，极易致病。

生活中常见的"死水"有：水缸里两天以上的存水、蒸锅水、早晨自来水龙头中积攒的水，两天以上的凉开水、死潭中的水、多日无人担用过的井水等。

五种水不能喝

并非所有的水都可以饮用，以下五种水在某种程度下会形成亚硝酸盐及其他有毒有害物质，会对人体产生一定的危害，因此要引起人们的关注。

老化水　俗称"死水"，也就是长时间贮存不动的水。常饮用这种水，对未成年人来说，会使细胞新陈代谢明显减慢，影响身体生长发育；中老年人则会加速衰老；许多地方食道癌、胃癌发病率日益增高，据医学家们研究，可能与长期饮用老化水有关。有关资料表明，老化水中的有毒物质也随着水贮存时间增加而增加。

千滚水　千滚水就是在炉上沸腾了一夜或很长时间的水，还有电热水器中反复煮沸的水。这种水因煮得过久，水中不挥发性物质，如钙、镁等重金属成分和亚硝酸盐含量很高。久饮这种水，会干扰人的胃肠功能，出现暂时腹泻、腹胀；有毒的亚硝酸盐还会造成机体缺氧，严重者会昏迷惊厥，甚至死亡。

蒸锅水　蒸锅水就是蒸馒头等剩锅水，特别是经过多次反复使用的蒸锅水，亚硝酸盐浓度很高。常饮这种水，或用这种水熬稀饭，会引起亚硝酸盐中毒；水垢经常随水进入人体，还会引起消化、神经、泌尿和造血系统病变，甚至引起早衰。

不开的水　人们饮用的自来水，都是经氯化消毒灭菌处理过的。氯处理过的水中可分离出 13 种有害物质，其中卤代烃、氯仿还具有致癌、致畸作用。当水温达到 90℃时，卤化烃含量由原来的每千克 53 微克上升到 177 微克，超过国家饮用水卫生标准的 2 倍。专家指出，饮用未煮沸的水，患膀胱癌、直肠癌的可能性增加 21%～38%。当水温达到 100℃，这两种有害物质会随蒸气蒸发而大大减少，如继续沸腾 3 分钟，则饮用安全。

重新煮开的水　有人习惯把水瓶中的剩余温开水重新烧开再饮，目的是节水、节煤（气）、节时，但这种"节约"不足取。因为水烧了又烧，使水分再次蒸发，亚硝酸盐会升高，常喝这种水，亚硝酸盐会在体内积聚，引起中毒。

饮用矿泉水要因人而异

天然矿泉水可分为两类：一类是供饮用的，另一类属外用的如温泉。有关矿泉水的权威叙述："具有医疗意义的地下水。由于水中含有一定数量的特殊化学成分、有机物和气体，故能影响人体及生理机能，治疗某些疾病，如神经衰弱、关节炎、皮肤病等。"其积极意义在于"具有医疗作用"。

矿泉水含有人体必需的元素，但人体对此类元素的需求是有限量和有选择的。营养学家早就呼吁，健康人在吃各种食物的时候已摄取到足够的必需元素，饮水只是补充体内的水分，过多饮用矿泉水不但会影响胃液的分泌和胃的消化功能以及胆汁的形成和分泌，还会使人体酸碱平衡失调。国外医学界研究认为，如果人体不缺乏某些矿物质、微量元素，如饮用矿泉水过量，不仅对健康无益而且有害。因此，专家告诫：矿泉水不是"养生饮品"，更不是"防病万能的仙水"，必须根据自己的体质状况有针对性地选择饮用，才能有益健康。

能治病的矿泉水

碳酸泉　此水无色、透明，而且味道爽口。洗浴时可使毛细血管扩张、血压下降，对增强心脏功能有较好效果。作为饮水使用时，能帮助消化、促进食欲。

硫酸矿泉　含硫酸盐，水有苦味。饮用硫酸钠泉水，可刺激胃肠黏膜，使之增加蠕动，治疗便秘。但长期饮用会诱发慢性肠炎。

铁泉　含铁离子，饮用后易于吸收利用，可供血红蛋白和酶利用，也可贮存起来备用。

放射性泉　水中含镭，对细胞分裂旺盛的组织易起控制作用。此外，对贫血和骨骼疾患也有疗效。可用于洗浴、饮用、喷雾吸入等。

桶装水开盖后只能放七天

一般来说，桶装水标识上的保质期是指从纯净水装桶后到开始使用这一段时间。而桶装水一经开盖使用，就一直暴露于空气中，桶装水本身不具有杀菌和抑菌能力，空气中的细菌会造成桶内水二次污染。因此，专家建议开盖后桶装水饮用期限最好在七天之内，超过七天，水中细菌数有可能会超标。

喝融水保健康

融水是指冰块融化以后、未超过 35℃的水。

生物体内大多数细胞的细胞膜和生物分子能吸引水分子，并按固定的顺序在它们的表面形成类似冰的晶体，使水能量"贴近"生物分子，最有效利用水。另一个特性，是大多数蛋白质分子、脂肪分子和碳水化合物分子都适合冰的结构，所以"冰"进入后生物分子不易破坏，也易于损伤后的修复。

融水还有一个特性，就是抗衰老。衰老原因之一是积累了大量的损伤了的分子，向生物提供融水能产生持久的复壮效应。从另一个角度来说，融水是使生物体体温降低的最安全方法，体温降低有利于抗衰老。

要想取得融水并不难，只要充分搅拌凉开水，用搅拌器搅拌 5 分钟，或用筷子、打蛋叉搅拌 15 分钟，放入冰箱或天冷自然结冰后再融解即可。

如果每天喝 250 毫升融水，就能起到保健作用。首先要饮用卫生的融水，如搅拌凉开水、矿泉水制成的融水。其次，由于 10℃以下水对胃有刺激，因此有胃病的人最好饮用 30℃左右的水。

常喝纯水危害儿童健康

纯水包括太空水、蒸馏水，它既消除了细菌和有机污染物，即那些致病、致畸变、致癌物质，又清除了大量人体所需的微量元素和矿物质。

因此，专家指出，健康的饮水必须达到一定的硬度，即含有矿物质。因为，水中的钙、镁离子能抑制人和动物神经兴奋，支持肌肉正常收缩、舒松，还能降低胆固醇，维持心肌功能。儿童正处于骨骼发育期，钙来自食物和水，儿童对食物摄入量不及成人，因此，水中钙的补充就显得更重要。缺乏钙，儿童易抽筋，得软骨病。

目前为止，科学家已认识到有 14 种微量元素是人体必须具备的，它们来自水、食物、空气、土壤，有些则只存于水中。

如何正确对待硬水与软水

水的硬度一般用每升水中含碳酸钙的量来衡量，当水中碳酸钙的含量低于 150 毫克 / 升时称为软水，达到 150 ~ 450 毫克 / 升时为硬水，450 毫克 / 升以上为高硬水。饮用硬度过大的水对人体健康和日常生活有一定影响。如：不经常饮硬水的人偶尔饮硬水，则会造成肠胃功能紊乱，即所谓 "水土不服"。如用硬水烹调鱼肉、蔬菜，常因不易煮熟而破坏或降低其营养价值。用硬水泡茶会改变茶的色香味而降低饮用价值。而饮用软水能使人的肌肤白嫩。但水中所含的钙和镁是人体所必需的微量元素，饮适度的硬水有益健康。有研究表明，饮用水中的钙离子较食物更易被人体吸收利用，钙和镁还可在肠道中将食物中的脂肪分解，形成无害的化合物并迅速排出体外。

山泉水烧开喝也不安全

有关专家表示，清澈透明、甘甜可口不能作为山泉水可以饮用的标准。山泉水的水源一般来自地表下几米到十几米的浅层地下，浅层水源补充地局限在很小的范围内，一旦水源周围的大气和土壤环境发生变化，例如工业废水和其他工业废弃物、家庭污水、粪池、排水设施以及垃圾掩埋和其他污染物的渗漏，水质就会随之产生变化。

此外，环境学家指出，如果山泉出现在土质和植被偏酸性的地区，很容易被酸雨侵蚀，这样土壤中的有毒金属容易活化，一旦溶入水中会产生毒性，长期饮用这种水会导致慢性金属中毒。尤其在夏季，一些景点的瀑布溪流是因为连续降雨过后才形成的，根本就不是从山中涌出的山泉水，这些从天而降的雨水溪流即使烧开了饮用，也是对人体健康有影响的。

每天喝饮料至多 500 毫升

专家指出，饮料每天至多只能喝 500 毫升。饮料含糖量极高，容易使味觉受到损伤，影响对食物中天然维生素 C 的摄取。此外，饮入添加有过多营养的饮料，还可能会产生营养过剩的问题。而且，大口灌入饮料还会冲淡胃液，易使人产生饱胀感，饮料喝多了，尤其在饭前喝甜饮料，势必会扰乱消化系统，以致影响食欲和正常进食，久而久之可能会造成营养失调或营养不良，影响生长发育和健康。

夏季不宜多喝酸性饮料

盛夏气温较高，人在大量出汗时会失去许多钾、钠、氯等电解质，同时高温又降低了人的食欲，不能及时从食物中摄取更多的电解质，可出现疲劳无力和肌肉酸痛等症状。而酸性饮料大多是以柠檬酸为主要原料，再加入食糖、糖精、食用色素等配制而成。这种饮料如饮用过多，大量的有机酸骤然进入人体，会使肌肉等组织活动能力下降，更会让人感到疲劳乏力，医学上称之为"酸血症"。当然，适量喝些酸性饮料还是有助于清热解暑、生津止渴，且最好喝些盐饮料或盐汽水以补充电解质。

喝果汁防老年痴呆

一项研究成果显示，每天喝果汁或蔬菜汁能够远离老年痴呆。研究者发现，每周喝 3 次以上果汁和蔬菜汁的人，与那些每周最多喝一次的人相比，患痴呆的概率要低 76%。另外，每周喝一到两次果汁和蔬菜汁，就能够将患痴呆的概率降低 16%。该研究还表明，对于那些本身携带痴呆基因的人来说，水果能增强对大脑的保护能力。

正确饮用蔬果汁

确保蔬果汁养分不流失　鲜蔬果汁含有丰富维生素，若放置时间过久会因光线及温度破坏维生素效力，营养价值变低。因此要"现打现喝"，才能发挥最大效用，最多于 20 分钟内喝完。

蔬果打成汁的最好时机　蔬果汁的材料以选择新鲜时令蔬果最好。冷冻蔬菜由于放置时间久，维生素的含量逐渐减少，对身体的益处也相对减少。

蔬果外皮也含营养成分 如：苹果皮具有纤维素，有助肠蠕动、促进排便；葡萄皮则具有多酚类物质，可抗氧化。所以像苹果、葡萄可以保留外皮食用。当然，蔬果要清洗干净，以免喝到残留的虫卵和农药。

蔬果汁应该怎么喝 一口一口慢慢喝最好。此外，早上或饭后2小时后喝最好，尤其是早上喝最为理想。

进餐时饮用果汁有学问

空腹时不要喝酸度较高的果汁，先吃一些主食再喝，以免胃不舒服。不管是鲜果汁、纯果汁还是果汁饮料，中餐和晚餐时都尽量少喝。果汁的酸度会直接影响胃肠道的酸度，大量的果汁会冲淡胃消化液的浓度，果汁中的果酸还会与膳食中的某些营养成分结合影响其消化吸收，使人们在吃饭时感到胃部胀满、吃不下饭，饭后消化不好、肚子不适。除了早餐时外，两餐之间也适宜喝果汁。

分清果汁种类

通常在市场上能买到的果汁有以下几种：

保鲜装的鲜果汁 一般采用塑料瓶装或屋型纸制保鲜盒装，注明保存条件是低温冷藏，保存时间较短，大多只有7～10天。这种果汁一般是鲜榨汁，没有经过高温灭菌，基本不加糖和甜味剂、防腐剂，营养成分保存较好。这种果汁必须低温保存并且在短时间内饮用，由于保质期很短，市场上并不多见。

纯果汁 一般采用纸盒装或玻璃瓶、塑料瓶装，常温保存时间半年以上。这种果汁大多是用水果产地生产的浓缩果汁加水复原果汁的浓度，经过瞬间高温灭菌处理。营养成分尤其是维生素受到了损失，水果的风味也略有改变。这种果汁的浓度与鲜榨果汁应该是相同的，至少是近似的。

浓缩果汁 多用玻璃瓶或塑料瓶装，常温保存的时间较长。这种果汁含较多的糖分和添加剂，标签上会注明饮用时的稀释倍数。浓缩果汁携带

养生食堂——会吃会喝促健康

方便，甜度一般较高，味道可以自己调节。

果汁饮料　含汽的果汁饮料和不含汽的果汁饮料品种都很多，果汁的含量也不相同。

各种果汁的功效

苹果汁　调理肠胃，促进肾机能，预防高血压。

菠萝汁　消肿，帮助消化，舒缓喉痛。

西瓜汁　消暑利尿，降血压。

葡萄汁　调节心脏，补血安神，加强肾、肝功能，帮助消化。

柠檬汁　含丰富维生素 C，止咳化痰，有助排除体内毒素。

草莓汁　补充血液。

橙汁　滋阴健胃，软化血管，可预防心脏病、中风、伤风、感冒和瘀伤。

梨汁　能维持心脏、血管正常运作，去除体内毒素。

果汁不能代替水果

果汁的营养和水果有相当大的差距，千万不要把两者混为一谈，果汁不能完全代替水果。首先，果汁里基本不含水果中的纤维素；第二，捣碎和压榨的过程使水果中的某些易氧化的维生素被破坏掉了；第三，水果中某种营养成分（例如纤维素）的缺失会对整体营养作用产生不利的影响；第四，在果汁生产的过程中有一些添加物是必然要影响到果汁的营养质量的，像甜味剂、防腐剂、使果汁清亮的凝固剂、防止果汁变色的添加剂等；第五，加热的灭菌方法也会使水果的营养成分受损。因此，对于能够食用新鲜水果的人来说，整个的水果永远是营养学上最好的选择。

速溶饮品不宜多喝

很多速溶品的配料中都会有"植脂末"，它通常是葡萄糖浆、氢化植物油和酪蛋白酸钠配成，其中还有稳定剂、乳化剂和抗结剂三类食品添加剂，而氢化植物油就含有反式脂肪酸。营养学界认为，反式脂肪酸比饱和脂肪酸更危险。

如果习惯喝咖啡，尽量不要使用咖啡伴侣，而是在咖啡中直接加入热的全脂牛奶，这样不仅口味同样香浓，而且营养价值更高。另外，特别香甜的麦片、芝麻糊等即冲型食物中也含有反式脂肪酸；某些珍珠奶茶是由奶清冲调而成，同样需要警惕。

可乐会降低女性骨质密度

美国一项研究发现，年长妇女喝过量可口可乐或百事可乐，较容易出现骨质疏松。有关研究结果显示，无论是喝普通可乐、健怡或不含咖啡因的可乐，同样会减低骨质的密度、增加骨质疏松的风险。

波士顿塔夫茨大学的研究人员对平均年龄接近 60 岁的 2500 名男女进行调查，研究他们喝可乐及其他汽水的习惯与脊椎及髋骨骨质密度之间的关系。研究结果发现，每星期喝超过四罐可乐的妇女，比其他人更容易患上骨质疏松。换言之，喝可乐愈多，髋骨三处不同地方的骨质密度愈低，但脊椎的骨质密度则不受影响，而喝可乐和骨质密度的关系，不受年龄、更年期、吸烟、饮酒及钙质和维生素 D 摄取量等因素影响。但对男性来说，喝可乐并不会影响他们的骨质密度，其他汽水亦不会产生类似影响。

尿结石者宜多喝柠檬水

美国泌尿科学协会公布的学术成果表明，经常饮用柠檬饮料，甚至仅仅是柠檬汁加水，就可以减少尿路结石发生的机会，也可缓解因结石引起的剧烈疼痛，对尿路结石复发有明显的预防作用。

尿路结石主要是因尿液中的矿物质形成了结晶。大多数人体内含有防止结晶聚集的化学物质，如果缺乏这种化学物质，就容易形成尿路结石。而饮用柠檬饮料能够增加尿液中柠檬酸盐的浓度，阻止结晶的形成。因此，研究小组提出，对于有结石病史的人，不妨将柠檬切成薄片泡水喝，也可以在喝红茶时加入两三片柠檬，不仅使茶的味道更加芳香，还有预防尿路结石的作用，一举两得。

喝功能饮料有讲究

功能饮料并非人人适宜

功能饮料分为运动饮料、营养素饮料和其他特殊用途饮料三大类。又可细分成七类：多糖饮料；维生素类饮料；蛋白质、多肽、氨基酸类饮料；矿物质饮料；益生菌和益生原类饮料；低能量饮料和其他类。

功能性饮料其实有别于普通饮料，是适合特定人群或特定条件下饮用的。在挑选功能性饮料的时候，不妨看看每种饮料上所注明的成分，根据各种营养素的不同，依照成分补充身体所需，就可以达到相应的效果。但是，如果身体很健康、正常，或是没有体力消耗，喝这些功能性饮料没有太多的实际意义。

功能饮料须"对号入座"

（1）多糖饮料调节肠胃降低食欲　很多人认为多糖饮料就是含糖分高的饮料，其实不然。多糖饮料大多是指含有膳食纤维的饮料，膳食纤维可以起到调节肠胃的作用。这种膳食纤维饮料一般在饭前或饭后喝，能帮助消化、排除体内毒素。

代表产品：尖叫纤维饮料、尖叫植物饮料等饮料。

适宜人群：便秘患者、减肥人群。

（2）维生素饮料、矿物质饮料补充多种营养成分　此类饮料除了补充人体所需的维生素和矿物质外，其中的抗氧化成分还能清除体内的垃圾，起到抗衰老的作用。矿物质元素还可增强免疫功能和身体素质，改善骨质疏松。

代表产品：体能、红牛、激活、脉动等饮料。

适宜人群：维生素饮料适合所有人；矿物质饮料，尤其是含抗疲劳成分的矿物质饮料，只适合容易疲劳的成人，儿童不宜。

（3）运动平衡饮料降低消耗恢复活力　市场上大部分功能性饮料都是"运动型"的，能及时补充人体因为大量运动、劳动出汗所损失的水分和电解质（盐分），使体液达到平衡状态。

代表产品：乐百乐、健力宝的 A8、体饮、宝矿力水特、维体、尖叫活性肽运动饮料等。

适宜人群：体力消耗后的各类人群。儿童不宜，高血压病人慎用。

功能饮料掺酒，饮用需慎重

伏特加等酒精饮料加入功能饮料的混合饮料可以致人停止呼吸，该混合饮料还会引起心血管疾病、判断力下降、气短等。因为功能饮料中含有咖啡因和牛磺酸等成分。

喝冷饮要适可而止

一般来说，适当地饮用冷饮可起到清凉爽口、解渴消暑的作用。但是，冷饮饮用要适可而止，不可贪食，且饮用学问很多。

不良后果　冷饮中含有糖类、脂肪等高能量物质，过多饮用易导致肥胖。此现象在儿童和女性中尤为多见。此外，冷饮制品虽经过冷加工处理，很多细菌被杀死，但少数能耐低温的细菌仍能繁殖，危害人体健康。

饭前、饭后半小时不宜饮用冷饮　饭前饮用可刺激胃肠道，引起食欲不佳，导致挑食和偏食，此现象以儿童最多见。饭后马上饮用易引起消化不良。

剧烈运动后不宜饮用　剧烈运动后会使包括胃肠道在内的全身毛细血管扩张，马上饮用冷饮可导致胃肠道痉挛，影响对食物的消化和营养的吸收。剧烈运动后马上喝冷饮对嗓子也有害无益，寒冷刺激会使呼吸道黏膜上原有的病毒乘虚而入，诱发急性喉炎。若累及声带，会引起嗓音嘶哑。

哪些人不宜喝冷饮

老人和幼儿 这类人群由于体质较弱，在短时间内喝大量冷饮，可出现口腔肌肉麻痹、痉挛。由于胃肠骤然受冷，刺激肠黏膜引起胃肠不规则收缩，可能出现腹痛。由于冷热不均，胃肠血管的正常收缩和舒张受到不良影响，导致胃肠功能失调、肠蠕动加快，容易发生腹泻等症状。

糖尿病患者 冷饮一般含有较多糖分，病人食之可使血糖升高，导致病情加重。

十二指肠溃疡、胃溃疡、慢性胃炎、慢性结肠炎、胆囊炎及长期腹泻、消化不良的患者 这些人消化系统功能较差，喝冷饮后容易刺激消化道黏膜，影响消化功能，加重病情。

高血压、冠心病和动脉硬化患者 大量饮用冷饮会突然刺激肠道，使血管收缩、血压升高，容易诱发脑溢血。

咽喉炎、支气管炎、支气管哮喘及关节炎患者 冷刺激可使咽喉部炎症加重或诱发咳嗽，或引起旧病复发。

肾病患者 含有香精、色素、香料等成分的冷饮，会加重肾小球过滤、排毒的负担，同时可使浮肿症状更加严重。

龋齿、牙质过敏患者 这类病人喝冷饮会诱发牙痛。

肥胖患者 冷饮中含糖多，会增加肝糖原转化为脂肪，使身体更加肥胖，容易诱发脂肪和高脂蛋白血症。

"美色"冰淇淋慎吃

冰淇淋本身颜色比较淡，鲜艳的色彩是来自各种各样的色素，添加色素的目的是刺激人们的感官，增加食欲。食用色素分两大类，天然色素和合成色素。前者来自于动植物组织提取物，我国食品卫生标准允许使用的天然色素有红曲色素、红花黄色素、虫胶色素和胡萝卜色素等，对人体健康无害。天然色素的缺点是颜色不够鲜艳，浓度较低，易褪色。这便给追求"卖相"的人工色素以可乘之机。人工化学合成色素色泽鲜艳、着色力强、色彩多样，价格低廉，但有些对人体危害较大，是被严格禁用的，如苏丹红等。有一些不法厂商和小贩，不顾消费者的健康和国家的规定，违法大量使用合成色素，给人体健康带来隐患。

盛夏饮冰时节，购买冰淇淋时一定要小心，千万不要被其"美色"所迷惑。格外鲜艳的冰淇淋很有可能是不当使用色素的结果，颜色较淡的冰淇淋才是健康饮食的首选。

一天 4 杯茶好处多于 8 杯水

英国科学家表示，每天喝 4 杯茶比喝 8 杯白开水更有益于身体健康。茶不仅可以补充水分，还可以预防心脏病和癌症。

茶可以补充体内水分，坚持每天喝茶还能够使患心脏病的风险降低 11%，茶中的咖啡因可以使人集中注意力。研究人员指出，关键在于茶存在大量的抗氧化剂"类黄酮"，从而能够防止细胞损害。

每天喝 5 杯茶防记忆减退

研究表明，每天坚持喝 5 ～ 10 杯茶，有助于预防因衰老引起的记忆力减退现象和阿尔茨海默症（早老性痴呆）等。

科学家发现，茶叶中的化学成分能阻止脑部的神经递质乙酰胆碱的过度流失，从而有助于记忆力的保持。因衰老引起的记忆力减退与乙酰胆碱的减少有关，而乙酰胆碱的减少是人脑衰老的必然过程。研究显示，红茶和绿茶都能阻止两种脑部生化酶对乙酰胆碱的破坏，同时绿茶中的有效成分还能阻止第 3 种生化酶对乙酰胆碱的破坏。另外，绿茶的这一效力可以持续一个星期左右的时间，而红茶的效力只能维持一天，所以绿茶对预防记忆减退效果更好。

每天喝 10 杯茶可延寿

日本人寿命较长的原因之一是经常喝茶。日本人泡茶，用热开水冲泡，而不是用滚烫的水冲泡，因为那样会冲掉茶的芳香味道，让茶叶浸泡几分钟后，再倒入杯内饮用。日本人认为，用热开水冲泡的茶第一二遍最有价值。

几乎大多数日本人都知道，每天必须喝不少于 9 ~ 10 杯的茶水。

喝茶可舒张血管

研究表明，一杯茶能在两小时内对心脏血管产生帮助，如舒张动脉血管等。

研究人员让 50 名参与研究的男女心脏病患者连续四周每天饮用四杯茶。他们喝的是同一品牌，参加者每天也饮用四杯水，同时避免其他种类的茶及红酒。接下来的四个星期，参加者再以水取代茶。用超音波测量参加者前臂的血液状况，发现茶有助于血管功能。同时，发现喝茶的人能使血管舒张率接近正常。

常饮茶可防心肌梗死

荷兰科学家研究发现，常饮茶可以减少患心肌梗死的危险。研究人员首先对 50 种蔬菜、水果和饮料的类黄酮（维生素 P）的浓度进行了测试，结果表明，茶、红葡萄酒、苹果和洋葱均富含类黄酮。然后，专家们在 5 年多的时间里对 800 名年长的男性居民的血液的类黄酮浓度进行了检查，结果发现常饮茶的人患心肌梗死的概率只有其他人的一半。专家们推测，类黄酮能溶解血液中容易堵塞血管的某些化合物，从而有效地减少了人们患心肌梗死的危险。

饮茶能防冠心病

医学研究证明，经常饮茶能预防冠心病。茶叶中除含维生素 C 和茶碱之外，还含有一种叫儿茶素的物质。儿茶素在浸泡的过程中，不断形成茶色素，茶色素在体内与酶蛋白结合，形成一种新的复合物，这种复合物有抗血凝的作用，能防止冠状动脉的血液发生凝固形成栓子，堵塞冠状动脉引起心肌缺血。另外，茶叶中的茶碱能扩张冠状动脉，使血流动畅通。维生素 C 使冠状动脉壁的弹性增强，韧性增加，血脂降低，防止胆固醇在血管壁上沉积而引起动脉硬化。由此看来，茶叶中所含的几种物质，对预防冠心病都有一定的作用。

凉开水泡茶对糖尿病有益

喝凉开水泡的茶对糖尿病患者降低血糖有一定的帮助。

茶叶中含有一种既能促进胰岛素合成又能去除血液中多余糖分的"茶多糖类"物质。用冷开水泡茶叶，这种多糖类物质会被溶解并保留。这种物质在白茶中可达到 36.8%，绿茶有 31.7%，红茶较少为 19.4%。凉开水泡茶需要浸泡时间长些。具体饮泡方法：绿茶 10 克，用凉开水 200 毫升浸泡，5 小时后可饮用，每次饮 50 ～ 100 毫升，一日 3 次。

饮茶抗癌

现代科学试验研究证明，经常饮茶可以预防癌症，饮茶率与癌症死亡率有密切关系。

中、日科学家一致认为，茶多酚中的表儿茶素没食子酸酯（EGCG）抗癌效果最佳。俄罗斯科学家研究证明，红茶和绿茶都有抗诱发作用，能大大降低致癌黄曲霉素在骨髓细胞内引起的染色体损伤的机会。研究人员研究了 17 种茶叶后证实，茶叶有阻止人体内亚硝胺生成的能力，茶叶中的某种成分可防治全身各个部位的癌症细胞，对血癌（白血病）也有一定的控制作用。

由医务人员、微生物学家和环保专家组成的肝癌综合病因调查组确证，饮用水中微量锰的不足及铜的过量，可能诱发肝癌，故此建议饮用含锰量高的茶叶。茶叶中锰含量较其他植物高 10 倍。

每天两杯茶防卵巢癌

瑞典最新的医学研究指出，无论喝红茶还是绿茶，都对预防女性卵巢癌有效。瑞典研究人员经过长期对数以万计女性进行的追踪研究，发现无论是饮用绿茶或是经过发酵的红茶，都能有效预防卵巢癌。

这项研究结果显示，防止卵巢癌的成效与每日饮茶数量的多寡成正比，并指出每日至少喝两杯茶可降低 46% 罹患卵巢癌的风险；每日仅饮一杯茶可减少 24% 的患癌概率。研究结果同时证实，因茶叶中含有极强的抗氧化物质，故能抵抗器官老化及保护器官不受诸如发炎等许多病症的侵袭，而这些病症的长久侵袭有可能诱发癌症。

喝茶可抗子宫癌

澳大利亚一项研究发现，喝茶可大幅度降低患子宫癌风险。这项研究的对象是中国的 900 多名妇女，其中有 250 名妇女已患子宫癌。而研究结果表明，经常喝茶，特别是绿茶，可能会减少 60% 患子宫癌的危险。

对妇女来说，平时坚持喝茶，特别是绿茶，十分有益。而平时已习惯喝茶的人，即每天喝两三杯，保持许多年，能获得最佳收益。

沏茶的最佳温度

茶叶中的氨基酸对人体有好处，它在水温 60℃ 的时候就能溶解出来。维生素 C 在水温 70℃ 时就要受到破坏。茶单宁和咖啡因的水温 70℃ 时就逐渐溶解出来，若水温过高，茶的味道就过于苦涩了。因此，要想保持茶叶中的营养、味道和香气，沏茶的水温最好在 60℃至 70℃间为宜，一般是先将开水灌入暖瓶，而后再沏茶比较好。

正确的饮茶量

饮茶量的多少决定于饮茶习惯、年龄、健康状况、生活环境、风俗等因素。

一般健康的成年人，平时又有饮茶习惯的，一日茶叶量 12 克左右，分 3～4 次冲泡是适宜的。对于体力劳动量大、消耗大、进食量也大的人，尤其是高温环境、接触毒害物质较多的人，一日茶叶量 20 克左右也是适宜的。油腻食物较多、烟酒量大的人也可适当增加茶叶用量。孕妇和儿童、神经衰弱者、心动过速者、饮茶量应适当减少。

饮茶的学问

少用保温杯泡茶 保温杯虽能保温，但茶叶中多种维生素和芳香油易在高温或恒温中挥发损失，好的茶具首推陶器类。

少饮头遍茶 茶叶在栽培与加工过程中难免会受到农药污染，最好让头遍茶水发挥"洗茶"作用，弃之不饮。

饮后不宜立即饮茶 许多人都喜欢饭后立即饮茶，这是极其不好的习惯。因为茶叶中含有大量鞣酸，鞣酸可与食物中的铁质发生反应，产生难以溶解的物质，使胃肠黏膜无法吸收，时间一长可导致体内缺铁，最好在饭后一个半小时后再饮茶为宜。

睡前不宜饮茶 有些人睡前也要饮茶，其实是一种不好的习惯，因为茶叶中含一种咖啡因可提神，让人不易入睡，再则茶多尿多，增加肾的负担。

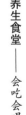

养生食堂——会吃会喝促健康

常喝绿茶防膀胱癌

美国研究人员发现，喝绿茶对身体的多种益处中又多了一项，那就是有助于防治膀胱癌。

绿茶中名为儿茶酚的抗氧化剂含量非常高，它能抑制人体内氧自由基的活动，并能抑制高致癌物亚硝基化合物的形成。儿茶酚不仅能对许多疾病起到辅助治疗作用，而且可以抑制肿瘤的生长，特别是在防治膀胱癌方面有明显作用。

在研究中，研究人员用儿茶酚对付膀胱癌细胞，结果发现，儿茶酚中的部分成分能破坏或杀死膀胱癌细胞。科研人员在实验中所使用的儿茶酚的量相当于普通人一天饮用的绿茶中儿茶酚的含量。

常喝绿茶能护心脏

专家研究发现，绿茶中的主要有效成分可有效抑制压力超负荷所致心肌肥厚和氧化应激引起的心肌细胞凋亡。这就是说，长期饮用绿茶对心脏有保护作用。

吸烟者应多喝绿茶

吸烟可能导致心脏疾病和肺癌，但是在吸烟人口比例相当高的亚洲国家，这两类疾病的发病率同美国相比并不高。美国医学家研究后发现，亚洲人爱饮绿茶，而绿茶的儿茶酚含量比西方人爱饮的红茶的儿茶酚含量高，这也许能解释为什么亚洲人爱抽烟，但心脏疾病、肺癌等发病率低于美国的原因。

常用手机者宜多饮绿茶

由于饮茶，尤其是绿茶，对防辐射、抗癌症有很大的益处，所以常用手机者宜多饮绿茶。因为茶叶中的茶多酚和脂多糖物质可以减轻辐射对人体的危害，对造血功能有显著的保护作用。饮茶能有效地阻止放射性物质侵入骨髓并可使 ^{90} 锶和 ^{60} 钴迅速排出体外，茶叶被称为原子时代的饮料。用茶叶片剂治疗由于放射引起的轻度辐射病的临床试验表明，其总有效率可达 90%。

绿茶与枸杞子不要掺着喝

喝绿茶时里面不要放枸杞子，因为绿茶里的大量鞣酸具收敛吸附的作用，会吸附枸杞子中的微量元素，生成人体难以吸收的物质。为了防止相克，建议这样安排：上午喝绿茶，可以开胃、提神、醒神；下午泡饮枸杞子，可以改善体质、利安眠。

喝红茶防中风

荷兰医学研究人员对 500 余名中老年男子进行 15 年追踪调查后断言，喝红茶是预防中风的有效办法之一。喝红茶愈多，发生中风的可能性愈小。美国权威医学刊物《内科学文献》也刊载了一项研究报告，研究者提示，在红茶中含量较高的抗氧化剂，包括类黄酮和维生素 C，可以防止坏胆固醇在人体内氧化，并可减少中风和心脏病的发生率。研究报告说，每天喝4.7 杯茶的男子比每天喝不到 2.6 杯茶的男子患中风的可能性小 69%。

晚上宜喝红茶

茶叶同时具有"提神"和"养神"两方面的作用，既可以使大脑更清

养生食堂——会吃会喝促健康

醒灵活，也可以抑制脑神经的过于兴奋，让人们容易入眠。

如果有晚上饮茶的习惯，最好喝红茶。因为绿茶属于不发酵茶，茶多酚含量较高，刺激性比较强；红茶是全发酵茶，经过"熟化"过程，刺激性弱，较为平缓温和，适合晚间饮用。尤其对脾胃虚弱的人来说，喝红茶是加点奶，可以起到一定的温胃作用。

专家建议，平时情绪容易激动或比较敏感、睡眠状况欠佳和身体较弱的人，晚上还是以少饮或不饮茶为宜。

长期饮"红茶包"会致大脑损害

一项研究成果表明，长期饮用某些红茶包，可造成氟、铝联合中毒，不仅对牙齿、骨骼造成损害，而且会对脑组织中主管记忆的海马造成损害，导致早老性痴呆。目前市场上出现的红茶包，甚至包括国外一些知名企业的产品，多数存在氟、铝含量过高现象。红茶包虽然是一种经济、便捷的饮料，但红茶包的滤纸袋能掩盖茶原料的低劣品质，因此大量引用红茶包可能导致氟、铝中毒。

喝白茶清洁口腔

白茶比红茶、绿茶在制作方法上更为简单，因此在很大程度上保留了茶叶中的营养成分。和绿茶、乌龙茶相比，白茶中茶多酚的含量较高，它是天然的抗氧化剂，可以起到提高免疫力和保护心血管等作用。美国纽约佩斯大学的博士指出，混合有白茶的牙膏杀菌能力显著增强。因此，多喝白茶有助于口腔的清洁与健康。

乌龙茶能纤体

乌龙茶中的茶多酚能吸附油脂排出体外，还含有脂酶能够分解油脂，因此乌龙茶有能够"溶解脂肪"的说法。饮用乌龙茶可以提升类蛋白脂肪酶的功能，可以提高分解脂肪的酵素，所以饮用乌龙茶后，脂肪代谢量也相对提高了，从而可进一步达到减肥瘦身的功效。据调查数据显示，饮用 300 毫升乌龙茶相当于连续跳绳 7 分钟，坚持饮用一年，可减重两千克以上。

大麦茶解油腻

用焙炒过的大麦制成的大麦茶含有人体所需的多种微量元素、必需氨基酸、多种矿物质及不饱和脂肪酸和膳食纤维，但并不含茶碱、咖啡因等成分，糖的含量也极低。在大快朵颐后，喝一杯浓浓的大麦茶，不仅可以去油腻，还能促进消化。长期饮用大麦茶能起到养颜、减肥的效果。散装的大麦茶可以用锅煮着喝，一把大麦茶加上两升水，煮 15 分钟左右。如果是袋装的大麦茶，用沸水冲泡即可。

玫瑰茶抗抑郁

玫瑰花味甘微苦、性温、有理气解郁、活血散瘀的功效，还能够舒发体内郁气，起到镇静、安抚、抗抑郁的功效。需要提醒的是，玫瑰花最好不要与茶叶泡在一起喝。因为茶叶中有大量鞣酸，会影响玫瑰花舒肝解郁的功效。此外，由于玫瑰花活血散瘀的作用比较强，月经量过多的人在经期最好不要饮用。

菊花茶明目

菊花对治疗眼睛疲劳、视力模糊有很好的疗效。平常每天泡一杯菊花茶喝，能使眼睛疲劳的症状消退，如果每天喝 3 ~ 4 杯菊花茶，对恢复视力也有一定的帮助。

菊花的种类很多，不懂的人会选择花朵白皙且大朵的菊花，其实小且颜色泛黄的菊花反而是上选。冬天热饮、夏天冰饮，菊花茶都是很好的饮品。

菊花茶并非人人适合

不少人喜欢喝菊花茶时加冰糖。但是，专家提醒：不是人人都适应这种喝法的。过敏体质的人想喝菊花茶，应先喝一两朵试试，如果没问题可再多喝，但也不应过量饮用。此外，由于菊花性凉，体虚、脾虚、胃寒病者、容易腹泻者不要喝。一般情况下，菊花茶最适合头昏脑涨、目赤肿痛、嗓子疼、肝火旺以及血压高的人群喝。

喝菊花茶时，患有糖尿病或血糖偏高的人，最好别加糖，应单喝菊花。此外，还有一些脾虚、湿肾的人也不宜加糖，因为过甜的茶会导致这类人口黏或口发酸、唾液多，感到不适。

薄荷茶抑制体毛增长

英国一项研究表明，女性饮用薄荷茶，有助于减缓体毛增长。女性体毛长主要由于体内的雄性荷尔蒙含量高出正常水平，如果连续 5 天每天喝两杯薄荷茶，就能降低雄性荷尔蒙水平，从而抑制体毛生长。

时尚花草茶应慎喝

专家提醒：许多花都有药用价值，但有的鲜花也有"毒"，在处理不当时极易引起过敏甚至中毒等不良反应。据花卉专家介绍，菊花有清肝、明目、降压的功效；玫瑰花有舒肝、活血、化瘀、养颜的功效，适用于心情焦虑的患者服用；双花（金银花）有清热解毒、消肿止痛的功效，适用于炎症、咽喉肿痛等热性病，脾胃虚寒等虚寒体质的人不宜服用；桃花、红花有活血化瘀、养颜的功效，因可活血，有出血倾向者不宜服用。

专家还提醒，不同的花瓣有各自的品性，要了解各种花之间的药性是否相克，不能胡乱混着喝，否则不利健康。花草茶的配伍也不要太杂，尽量不要超过 3 ～ 4 种，最好能在中医师的指导下来选用。另外，冲泡的温度不宜过高，因为花瓣中一些有效的活性物质如多酚、类黄酮之类，会在高温下分解，使功效受到损害。

饮茶四季有别

科学饮茶之道，四季有别，祖国医学认为，春饮花茶，夏饮绿茶，秋饮青茶，冬饮红茶。

春季饮花茶，可以散发一冬积在人体内的寒邪。

夏季饮绿茶为佳。因为绿茶性味苦寒，可以清热、清暑、解毒、止渴、强心。

秋季饮青茶为好。此茶不寒不热，能消除体内的余热，恢复津液，一举两得。

冬季饮红茶最为理想。红茶味甘性温，含有丰富的蛋白质，能助消化，补身体，使人强壮。

春饮花茶除困乏

花茶是集茶味之美、鲜花之香于一体，它是利用烘青毛茶及其他茶类毛茶的吸味特性和鲜花的吐香特性，将茶叶和鲜花拌和窨制而成，其中以茉莉花茶最为有名。泡饮花茶应选用透明玻璃盖杯，依个人口味取花茶适量放入杯里，用90℃左右的开水冲泡后，立即盖上杯盖，以防香气散失，2～3分钟后即可饮用。

春季人们常感到困倦乏力，这就是我们常说的春困。而花茶甘凉而兼芳香辛散之气，有利于散发积聚在人体内的冬季寒邪，促进体内阳气升发，令人神清气爽，使"春困"顿消。

夏季宜饮热茶水

美国一项研究结果表明：饮用热茶会迅速产生一种生理情绪作用，并能起到防暑降温的作用。研究发现，各种热饮料对自主神经系统功能均有刺激作用，并可迅速增强皮肤传导，饮后 10 ～ 30 分钟即达到峰值。但比较发现，饮热茶远比饮用咖啡或热水的效果更佳，饮热茶引起的血管舒张反应比其他饮料要强。饮热茶者可被降温 1 ～ 2℃，且降温可保持 15 分钟左右，而其他饮料却无此效果。

研究人员认为，热茶具有无与伦比的生理"反射"作用，其作用可产生两种效果：一是在热应激（如高温天气、工作环境等）条件下，饮热茶会促使汗腺舒张、排汗畅快、使体内热量大量散发，从而迅速"降温"；二是饮热茶有助于缓解人体外周血管的收缩，因而具有很好的调节情绪作用，这对消除由暑天引起的烦闷、紧张等不良心理状态非常有益。

老年人饮茶宜弃浓择淡

老年人饮茶应弃"浓"择"淡"。因为，人大量饮用浓茶后身体易出现下列不适：

胃液稀释，不能正常消化　一个人每天正常分泌胃液是 1.5 ～ 2.5 升，浓茶会稀释胃液不能正常消化食物，有的甚至会引起十二指肠溃疡。

阻碍铁吸收　茶叶中含有鞣酸，当大量饮用浓茶后，鞣酸与铁质的结合就会更加活跃，使人体表现为缺铁性贫血。

便秘　茶叶的鞣酸还能与食物中的蛋白质结合生成一种块状的物质，导致便秘症的产生。对于患有便秘症的老年人来说，便秘会更加严重。

血压升高　浓茶中的咖啡因能使人心跳加快，血压升高，加重心脏负担，产生胸闷、心悸等不适症状。

老年人怕冷要少喝茶

美国一项研究结果显示，老年人在寒冷环境中调节体温或保持体温的能力，与他们每天从饮食中摄取的铁元素多少有关。研究发现，70% 体温偏低的老人都有喝茶的习惯，而茶属于碱性物质，本身就会消耗人体内的铁元素，这可能也是老年人体温降低的因素之一。

因此，专家提醒怕冷的老年人在冬季尽量少喝茶，适量多吃些含铁丰富的食品。

儿童适量饮茶有好处

儿童饮茶，可以从幼儿园开始。儿童饮茶：一要适量，每天 2～3 杯，晚上不要饮用；二要清淡，不要浓，不要冲泡过久。

儿童饮茶的主要好处有：

增进食欲　如果坚持每天让孩子适量饮茶，可以消食去腻、增加胃肠蠕动、促进消化液分泌、增进食欲。同时还可以治疗肠胃疾病。

防止肥胖　让儿童坚持饮茶，可以去腻减肥、轻身健体，防治心血管病。

排泄毒素　茶叶中的茶多酚和脂多糖有吸附和捕捉放射性物质，与其结合后排出体外的功能。儿童饮茶对某些癌症有早期预防作用。

防治疾病　茶叶含氟量较高，可防龋齿；茶叶中的灭菌成分可以防治口腔炎，清除口臭，可以补充维生素 C 的不足，防止牙龈出血；茶叶中的胡萝卜素可代谢合成视紫质以保护视力。此外，茶还有清火作用。

胖人该喝什么样的茶

茶中的维生素 B_1 能燃烧脂肪。饮茶瘦身的效果如何，关键要看选择什么样的茶。

普洱茶　适合小腹赘肉较多的胖人。普洱茶是采用云南大叶种茶制作而成的，能有效地刺激人体的新陈代谢，加速脂肪分解。应保持一天喝 1.5 升，饭前一杯效果最佳。

吉姆奈玛茶　适合爱吃甜食的胖人。吉姆奈玛茶是一种印度茶叶，能非常有效地抑制糖分吸收，所以绰号又叫"糖杀死"。它能使饮用者吃糖时口中感觉不到甜味，摄糖量自然大减，因而转化成脂肪量也就相对减少。

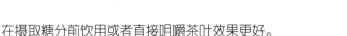

在摄取糖分前饮用或者直接咀嚼茶叶效果更好。

荷叶茶 适合爱吃油炸食品的胖人。荷花的花、叶、果实在中药书经的记载中都有"轻身、化油"的作用，不但能去除体内油脂，还能改善面色。饮用一段时间后，会自然变得不爱吃油腻的食物，对摄取油脂成分过多的人群最为合适。首先喝此茶必须要喝浓茶；其次一天多次，4 ~ 6 次最合适；第三最好是在空腹时饮用。

杜仲茶 适合虚肉过多的胖人。喝此茶可降低中性脂肪，因为杜仲所含成分可加速新陈代谢、促进热量消耗，使体重下降。除此之外，它还有预防衰老的作用。此茶每餐半小时后饮用，每天坚持喝 1.5 升左右，要长期坚持才有效果。

乌龙茶 适合受不了无脂食品的胖人。乌龙茶可燃烧体内脂肪，是半发酵茶，富含铁、钙等矿物质，含有促进消化酶的分解脂肪的成分，还可促进脂肪的分解，使其不被身体吸收就直接排出体外。饭前、饭后喝一杯，分解和排出脂肪的效果最佳。

电脑族宜喝什么茶

有关专家介绍，"电脑族"由于长期面对电脑，应有选择性地喝茶。以下茶饮，不但可以对抗电脑辐射的侵害，还能保护眼睛、抗烦躁。

绿茶 绿茶中含强效的抗氧化剂以及维生素 C，不但可以清除体内的自由基，还能使副肾皮质分泌出对抗紧张压力的荷尔蒙，绿茶中所含少量咖啡因也可以刺激中枢神经，振奋精神。

菊花茶 有明目清肝的作用，有些人将菊花加上枸杞子一起泡来喝，或调制蜂蜜菊花茶都对疏肝解郁很有帮助。

决明子茶 决明子有清热、明目、润肠、通便的作用，便秘的人还可以在晚饭后饮用，对于治疗便秘很有效果。

杜仲茶 杜仲具有补肝肾与强壮筋骨的作用，对于经常久坐、腰酸背痛者很有帮助，男女都可以喝，若是女性朋友可以在生理期的末期服用。

枸杞茶 枸杞子含有丰富的 β – 胡萝卜素，维生素 B_1、维生素 C、钙、铁，具有补肝、益肾、明目的作用。不管是泡茶或是像葡萄干一样当零食来吃，对眼睛酸涩、疲劳、近视加深等问题都有很大地缓解。

看体质饮药茶

体质阴虚者　这类人大多有口干舌燥、心烦气躁、大便干燥、盗汗、失眠和舌红、少苔、脉细数等症状，因此宜选用生地（生地黄）、沙参、玉竹、麦冬、天冬和玄参等具有清热、养阴和生津止渴作用的中草药泡茶饮用。

体质阳虚者　这类人大多有自汗、神疲肢倦、气短懒言等阳虚（即气虚）症状，平时易感冒，三伏天出汗较多，因此宜选用人参、西洋参、北芪（黄芪）、党参和白术等具有补气、养阴、清热和生津作用的中草药泡茶用。

暑热湿重者　这类人大多有发热、汗出不畅、头身困重、心烦气闷等暑热湿重症状，因此宜选用佩兰、西瓜皮等具有清热、除烦、祛湿、调畅汗液作用的中草药泡茶作用。

神经衰弱者　这类人大多有精神不振、失眠多梦、晚上睡不着、早上醒不来等症状，因此宜选用远志、柏子仁、香砂仁、益智仁、酸枣仁、五味子、知母、茯苓和甘草等具有养血安神、清心除烦的中草药泡茶饮用。

身材肥胖者　这类人大多有过食肥腻、容易疲劳、动则喘甚至伴有"三高"（即高血糖、高血压和高血脂）等症状，或患心脑血管病和糖尿病等"富贵病"，因此宜选用山楂、柿叶、菊花、绞股蓝、银杏叶、绿茶叶、花生衣和草决明等具有降血脂和减肥作用的中草药泡茶饮用。

这些人不宜多饮茶

缺铁性贫血者　茶中的鞣酸会影响人体对铁的吸收，使贫血加重。

神经衰弱者　茶叶的咖啡因能使人兴奋，引起基础代谢增高，加重失眠。

活动性胃溃疡患者　咖啡因刺激胃液分泌，加重病情，影响溃疡愈合。

泌尿系结石者 茶中的草酸会导致结石增多。

肝功能不良者 咖啡因绝大部分经肝脏代谢，肝功能不良的人饮茶，将增加肝脏负担。

便秘者 鞣酸有收敛作用，能减弱肠管蠕动，加重便秘。

哺乳期妇女 咖啡因可通过乳汁进入婴儿体内，使婴儿发生肠痉挛、贫血，还会影响孩子的睡眠。

心脏病者 饮茶过多，会使心跳加快，有的还会出现心律不齐。

孕妇 饮茶过多，会使婴儿瘦小体弱。

醉酒者 酒精对心血管刺激很大，咖啡因可使心跳加快，两者一起发挥作用，对心脏功能欠佳者十分危险。

骨折者 茶叶的生物碱类物质可以抑制十二指肠对钙质的吸收，同时还能促使尿中钙的排出，使人体所需的钙质少进多出，导致骨质疏松，使骨折病人难以康复或康复较慢。

溃疡病患者 茶叶中的生物碱可以降低人胃里的磷酸二酯酶的活性，从而使胃壁细胞分泌出大量胃酸。胃酸过多必然要影响到溃疡面的愈合。

发烧者 人在发烧时心跳与血压要比平时快和高，如再饮茶，由于茶叶中嘌呤碱类的作用会使体温升得更高；同时茶中的茶多酚具有收敛作用会直接影响到发烧病人汗液的排出，阻碍正常的排热，使体温难以降下来。

感到饥饿或空腹者 饮茶可以帮助消化，本身已经感到饥饿再饮茶就会更加觉得饥饿。

正在服药者 在多数情况下，服药的人不宜用茶水来送服药品。这是因为茶叶中许多内含物质能与药物中的相应成分发生反应，因而不同程度地影响了药物治疗作用。

尝新茶误区

误区一：新茶愈绿愈好 茶叶从鲜叶到成品，要经过"杀青""理条""揉捻""烘干"等许多道工序，有的名茶工序多的要一二十道以上，使茶叶的形与味都"调整"到最佳状态。随着加工过程中水分的不断失去，茶叶鲜亮的绿色也会随之改变，专家介绍说，市场上一些比较绿的茶大都在制作中减少工艺和时间，如"茶青"一次烘干后就上市了。

　　误区二："早茶"愈早愈好　从各产茶区来看，茶叶采摘的早晚，都必须依据气候特征来定，一般以清明到谷雨之间为佳。如果一味提前采摘，则因发育尚未完全会使茶水淡而无味。

　　误区三：茶香愈香愈好　买茶的人都讲究茶是否有香味，有的甚至要求有浓重的香味。在挑选时如果草率闻香味，就有可能上当受骗。行家说，茶叶的正常香味是通过制作发出的。因此，买茶时必须懂行才能在香字上辨别真伪。如绿茶的香味是淡淡的，在似有似无之间，挑选时可对茶叶"哈"一口热气，此时便能闻到茶叶的味道。如果香气很重，那就不正常了。专家提醒说，要慎防卖茶人在茶叶中放香精，要以纯正、自然的香味来选好茶。

新茶不要马上喝

　　茶叶若没有经过一段时间的放置，会有一些对身体产生不良影响的物质，如果长时间喝新茶，有可能出现腹泻、腹胀等不良反应。一些患有胃酸缺乏，或者有慢性溃疡的老年患者，更不适合喝新茶。新茶会刺激胃黏膜，造成肠胃不适，甚至会加重病情。专家认为，一般消费者买回家的新茶最起码要存上半个月才能喝。

饭后喝茶不利健康

　　饭后马上喝茶，会冲淡消化液，从而影响胃对食物的消化。另外，茶叶中含有大量的单宁酸，饭后马上喝茶，就会使胃中还没有来得及消化的蛋白质同单宁酸结合成一种不易消化的凝固物质，而影响肠道对蛋白质的消化与吸收。茶叶中还含有较多的鞣酸，饭后马上喝茶，鞣酸会与蛋白质结合生成鞣酸蛋白，影响人体对食物中微量元素的吸收与利用。更重要的是，由于茶叶妨碍了机体对铁元素的吸收，长此以往，会埋下患缺铁性贫血的隐患。研究发现，人在进食后一小时左右再喝茶，则没有了干扰消化吸收的弊病。

还有一点要特别提醒的是，饭后马上喝茶容易增加有毒物质对肝脏的毒害作用，从而引起脂肪肝。

浓茶解酒火上添油

醉酒喝浓茶，非但不能解酒，如果心脏功能欠佳的话，反而会引起相反的效果。

酒中的酒精成分，对心血管的刺激性本来就很大，而浓茶同样具有兴奋心脏的作用，两者合二为一，双管齐下，更增加了对心脏的刺激。这对于心脏欠佳的人来说，其后果是可想而知的。

醉酒后饮浓茶，对肾脏也是不利的。因为酒精的绝大部分，均已在肝脏中转化为乙醛之后再变成乙酸，乙酸又分解成二氧化碳和水，经肾脏排出体外。浓茶中的茶碱可以迅速地对肾脏发挥利尿作用，这就会促进尚未分解的乙醛过早地进入肾脏。由于乙醛对肾脏有较大的刺激性，从而对肾功能造成损害。

喝茶加奶不易患肾结石

新西兰研究人员的一项报告说，只喝清茶会增加人体内草酸的成分。虽然草酸一般都能随尿液排出体外，但对少数特殊体质的人而言，部分草酸会残留在体内，长期积淀后会形成肾结石。

研究人员认为，牛奶中的钙可以与草酸有效结合，有助于多余草酸排出体外。因此，喝茶时适当加些牛奶更有利于健康。

茶水煮饭防四种病

据营养学家研究，常吃茶水煮的米饭，可以防治四种疾病。

防治心血管疾病　茶多酚是茶叶中的主要物质，约占水浸出物的70%～80%。科学实验证明，茶多酚可增强微血管韧性，防止微血管壁破裂而出血；可降低血胆固醇，抑制动脉粥样硬化。中老年人常吃茶水米饭，可软化血管、降低血脂，防治心血管病。

预防中风　脑中风的原因之一，是人体内生成过氧化脂质，从而使血管壁失去了弹性，而茶水中的单宁酸正好有抑制过氧化脂质生成的作用。

具有防癌作用　茶多酚能阻断亚硝胺在人体内的合成，胺和亚硝酸盐是食物中广泛存在的物质，它们在37℃的温度和适当酸度的情况下，极易生成能致癌的亚硝胺，而茶水煮饭可有效地防止亚硝胺的形成，从而达到防治消化道肿瘤的目的。

预防牙齿疾病　茶叶所含氟化物是牙本质中不可缺少的重要物质。如能不断地有少量氟浸入牙组织，便能增强牙齿的坚韧性和抗酸能力、防止龋齿发生。

隔夜茶会致癌吗

有人认为，隔夜茶中可分解出二级胺，为致癌亚硝胺的前身产物，有致癌作用。其实是没有科学依据的。

茶水放过夜后，确实会产生二级胺，但实际上即使转变成少许亚硝胺，其量也是微乎其微，特别是与我们日常生活中经常食用的米面、鱼制品、肉制品、腌腊制品等相比，更是微不足道。何况，人体还有分解亚硝胺的功能。因此，担心喝隔夜茶会带来亚硝胺的危害，并没有多少根据。

怎么饮茶更相宜

泡茶水温不宜千篇一律，应根据茶品分别对待，比如：中档茶应在水开后立即冲泡，乌龙茶则需先把茶杯用开水冲热，再放入茶叶。若是高档的各种名茶，那就要将滚沸的开水放至 70 ~ 80℃时再冲泡。

宜现冲现饮，而不宜饮用剩茶汤（隔夜茶） 现冲现饮的茶香而美，营养也丰富，而隔夜营养价值会降低。

宜兼饮，而不宜偏饮 茶叶因产地、品种与加工方法的不同，所含有的营养成分也有所不同，因而在一段时间内，饮用的茶品应当杂一些。

宜温饮，而不宜烫饮 "烫茶伤五内"，所以一般主张"淡茶温饮保年岁"。

宜淡饮，而不宜浓饮 吸烟、饮酒者为降火解毒，以及饱食蛋、奶、鱼肉者为消食去腻可饮些浓茶外，一般不宜饮浓茶。长期饮浓茶，可减弱胃肠对食物中的铁质吸收，引起贫血或维生素 B 缺乏症。过量饮浓茶，会令人"茶醉"，出现心慌、头晕、四肢无力、站立不稳等症状。特别是肾虚体弱的人，饮浓茶更易发生"茶醉"病。

饮茶不要养"茶山"

科学研究认为，饮用水中如含有微量重金属离子，如镉、汞、砷等，当水加热时，随着水温的升高会沉淀析出。这些析出物随水泡茶而进入茶杯中，和茶水一起迅速氧化生出褐色茶锈。茶锈中就含有了镉、汞、砷等多种有害金属。没有喝完或存放时间较长的茶水，暴露在空气中，茶叶中的茶多酚与茶锈中的金属物质发生氧化作用，便会生成茶垢并附着在茶具内壁。

显然，这种茶垢对人体健康是有威胁的。随着茶水的冲泡，茶垢内的有害物质不断溶出，随茶水进入消化系统，极易与食物中的蛋白质、脂肪酸和维生素等结合生成多种有害物质，不仅阻碍人体对食物中营养素的吸收与消化，也会使许多脏器受到损害，发生病变，甚至引起人体过早衰老等。

慎用鲜橘子皮泡茶

一些人吃完橘子后，直接用橘子皮泡茶喝，因为橘子皮具有调中、化痰、理气的功效。橘子皮有些功效不错，但用鲜橘子皮泡茶却不太明智。

这是因为果农摘下橘子后，大都用保鲜剂浸泡后再上市，保鲜剂能抑制细菌侵入，延长保鲜期。这种方法对橘子瓤虽然没有影响，但橘子皮中残留的化学成分，却难以用清水洗涤干净。如果直接用热水沏泡，对人体的危害就会更大。

另外，橘子树常遭病虫害，为了防虫害，从开花到结果期间，一般都使用了大量的农药。这些残留的橘子皮表面上的农药，经开水一泡便会溶解出来，人们喝了，不仅不会治病反而吸收了农药中的毒素。

茶饮料营养价值不如现沏茶

营养专家提醒人们，经过工业化生产的茶饮料，其主要营养成分茶多酚、维生素 C、B 族维生素等的含量会降低，而饮品中所加入的精制白糖、香精、山梨酸等添加剂却不是有营养的成分。专家介绍说，喝茶最好现喝现沏，沏好的茶最好在 25 分钟内饮完，否则茶在空气中氧化太久，茶叶中的茶酚、维生素 C、B 族维生素等营养成分都会大大减少。

饮茶须要防铝害

科学家研究发现，茶叶含有微量的铝元素，加上家庭使用的铝质容器烧水沏茶，使得一些习惯饮茶的人摄入过量的铝，而铝进入人的脑组织中，则会引起老年性痴呆。

使用铝质容器加热沏茶用水，会使所泡出的茶水内含铝量大大增加。

原因为饮用水中常含氟，而氟在加热中会促使热的铝质容器上的铝向水中离析。当铝一旦进入人脑中，就会影响大脑的活动，如思维、记忆、语言、视觉、触觉等，造成老年性痴呆。

多喝牛奶能平稳血压

美国的两位学者提出，在调节血压上起重要作用的是血液中的钙，而不是高级神经中枢。由于牛奶中含有丰富的钙，所以多饮牛奶能平稳血压。

长期以来通过流行病学的调查证实，饮食中钠盐摄入过多与高血压的发生有密切关系。近年来又研究发现钙代谢的失调在高血压的发病因素中亦起到重要作用，且血液中的钠与钙必同保持一定的比例，如果钠含量太高，钙含量太低，血压就会升高，此时如果摄入富含钙的食品，可以抵消钠的作用，使血压不再升高，甚至保持稳定。牛奶中钙的含量甚高，达到每 100 克牛奶中含钙 120 毫克，且牛奶中钙的吸收利用率高。所以多饮牛奶有助于平稳血压。

多喝牛奶可抗"丙肝"

日本通过临床试验证实牛奶中的乳铁蛋白能使丙型肝类病毒减少，可望成为一种辅助疗法。

科研机构的人员在医院里让丙型肝炎患者每天服用 0.6 克乳铁蛋白（2～3 升牛奶的含量），3 个月后，患者血液里的平均病毒量比服用前减少了大约 30%，14 名患者中有 6 人的病毒量减少到一半以下，肝功能得到改善，并且没有产生明显的副作用。

牛奶能解茶中的毒

茶叶中含有一种天然成分——茶多酚，其中又分为两大类——可水解的茶多酚和缩合茶多酚，前者具有预防正常细胞癌变的药理作用。但与此同时，缩合茶多酚喝多了，却有可能增加食道癌和口腔癌的患病率。

牛奶中富含蛋白质。在茶里掺入牛奶后，其蛋白质和茶多酚相结合，能使茶多酚较容易地被胃肠吸收，从而降低癌症发病率。

喝奶有助儿童发育

按照世界卫生组织的标准，我国学龄前儿童生长发育明显滞后，32.8% 的 0 ~ 5 岁儿童身高达不到标准；18% 的儿童体重达不到标准。即使在生长发育水平较高的 9 个大城市，1 ~ 6 岁儿童平均身高低于标准 1.0 厘米，体重低于标准 0.8 千克。若每天喝 230 克左右的奶，对于满足儿童对钙的需求、促进生长发育有重要作用。

饭前喝奶可控血糖

日本的一项研究证明：在进餐时喝牛奶或喝乳制品可以抑制血糖值上升。因为这时喝牛奶会使乳成分对其他食品发挥作用，抑制血糖值的上升程度。

以米饭为基准进行的血糖值上升情况调查结果显示，如果以米饭中摄取的糖分导致血糖值上升程度为 100，吃饭前喝了牛奶等乳制品，则可以使血糖值上升程度抑制在 70 以下。

肿瘤患者要多喝牛奶

专家建议，肿瘤患者最好养成喝牛奶的习惯，这样不仅补充营养还能促进食欲。专家指出营养治疗是癌症患者不可缺少的一部分。而牛奶营养丰富，是维生素 A、B 族维生素、维生素 D 以及钙的主要来源且方便饮用。起到养胃、增进食欲的作用；晚上喝一些鲜牛奶促进睡眠。

怎样喝奶有利钙吸收

实验证实，每天少量多次的饮奶方式有利于钙的吸收。因此专家建议，如果每天喝 500 毫升牛奶，应将其分 2 ~ 3 次饮用。

此外，有的人早餐时只喝一杯牛奶的做法也不妥。空腹喝牛奶，牛奶里宝贵的优质蛋白起不到修复、更新组织及提高机体免疫力、促进新陈代谢等生理功能的作用，而只能供给机体一定的能量。正确的方法是先吃一定量的淀粉类主食，如米、面等，再饮用牛奶，这样，淀粉类食物提供机体所需能量，而牛奶中的蛋白质就可充分发挥其更多的功能。

脱脂奶不宜过度食用

多数人尤其是减肥者非常关注牛奶的脂肪含量，很多还坚持只喝脱脂牛奶。专家指出，这是一个错误。大多数维生素都是脂溶性的。牛奶在脱脂的过程中，去除脂肪的同时，脂溶性维生素也会被除去——主要是维生素 A 和维生素 D。而这两种维生素被去除之后，对钙质的吸收也会有影响。

不宜喝冰冻牛奶

牛奶冷藏温度低于 0℃时会出现凝固沉淀物，上浮脂肪也呈现异常味道，其营养价值亦会随之降低。人喝了冰冻牛奶后会增加肠胃蠕动，影响对营养吸收。

牛奶不宜高温久煮

牛奶加热时，呈现胶体状态的蛋白微粒会变为凝胶状态，随之出现沉淀；同时酸性磷酸钙变为中性磷酸钙，形成沉淀，影响人体吸收。加热温度达到 100℃左右时，牛奶中的乳糖会开始焦化呈现褐色，并逐渐分解产生乳酸及少量甲酸，能使牛奶味道变酸。若高温久煮，牛奶中的维生素损失较多。因此，牛奶只需加热刚烧沸即要离火。

牛奶并非越稠越好

牛奶过"稀"或过"稠"都是不正常的，因为，现在对牛奶都进行了"均质"处理。均质是牛奶加工中的一道工艺，因为牛奶的主要成分是脂肪、蛋白质、碳水化合物，在储存的过程中，由于脂肪比重较小会上浮。为使牛奶中的脂肪分布均匀，在牛奶加工中要对原料奶进行高压均质处理，将大的脂肪球切碎，使之均匀地分布在牛奶中，所以牛奶表面一般就没有奶皮子或黄油了。经过均质处理的牛奶更利于人体消化吸收，香味也较为浓郁，而其营养价值比黏稠的牛奶更加丰富。

消毒牛奶不需煮着喝

目前的消毒牛奶大都采用"巴氏消毒法"，从加工到灌装过程也大大缩短，因此，都可达到即开即饮的卫生标准。而牛奶经加热煮沸会丧失许多营养成分，如此看来，即开即饮牛奶其实更益于身体健康。

喝牛奶要"咀嚼"

这里说的牛奶要"咀嚼"，并非是真正的咀嚼，实际意思是应尽量小口饮服。如果大口大口地喝进肚里，会减少牛奶在口腔中混合唾液的机会，一经接触胃部胃酸，牛奶中的蛋白质和脂肪就会结成块状，形成不易消化的物质，肠道功能弱的人易引发腹泻。

喝完牛奶喝些温水

奶类制品中所含的酵素会让喉咙黏膜变得干燥，导致喉咙产生不适感。

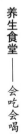

干燥的口腔还为厌氧菌提供了生存环境，细菌会分解奶制品中的蛋白，产生含有硫化物臭味的气体，导致口臭等现象。此外，残留的细菌还会破坏口腔内的酸碱平衡，生成牙菌斑，导致蛀牙、牙龈炎等一系列口腔问题，尤其对喜欢睡前喝牛奶的人造成的危害更大。

其实，喝完牛奶后马上喝一小杯温水就可以，最佳水温为 20 ~ 45℃。清水不但可以清除口腔内残余的牛奶，还能冲掉附着在喉咙上的牛奶，起到清洁口腔、保护牙齿的作用。不过，要注意的是，喝水不宜过多，否则会冲淡胃液的浓度，影响牛奶的消化吸收。

牛奶最好傍晚喝

研究发现，牛奶中含有两种过去人们未知的催眠物质。所以，如果在早晨饮奶，就必然会使人的大脑皮层受到抑制，影响白天的工作和学习。

此外，早晨饮奶也不利于消化和吸收。这是因为牛奶的蛋白质要经过胃和小肠的分解形成氨基酸后才能被人体吸收，而早晨空腹状态下，胃、肠的排空是很快的，因此牛奶还来不及消化就被排到了大肠。

因此营养专家们认为，牛奶最好在傍晚或临睡之前半小时饮用。

不宜过量喝牛奶

一般成年人一次喝牛奶 200 ~ 250 毫升，乳糖酶活性低的人更不宜多喝牛奶。因为人体乳糖活性低下或缺乏时，不能分解牛奶中的乳糖，这样乳糖就会在大肠内发酵分解，极易引起腹胀、腹痛、腹泻等症。

喝奶过多会导致动脉硬化

法国科研人员研究表明，过多地食用奶和奶制品会诱发血管疾病，严重的还会导致动脉硬化。

专家指出，奶里含有一种名为酪蛋白的蛋白质，它能生成一种对血管非常危险的分子，这种分子损害血管的弹性组织，从而使脂类、特别是胆固醇极易积淀在血管壁上，以致血管逐渐阻塞，最终导致动脉硬化。

哪些人不宜饮用牛奶

经常接触铅的人　牛奶中的乳糖可促使铅在人体内的吸收积蓄，容易引起铅中毒，因此，经常接触铅的人不宜饮牛奶，可以改饮酸牛奶。

乳糖不耐者　乳糖在肠内经细菌发酵可产生乳酸，使肠道 pH 值下降到 6 以下，从而导致大肠功能紊乱，造成腹胀、腹痛、排气和腹泻等症状。

牛奶过敏者　喝牛奶后会出现腹痛、腹泻等症状，个别严重过敏的人，甚至会出现鼻炎、哮喘或荨麻疹等症状。

反流性食管炎患者　牛奶有降低下食管括约肌压力的作用，从而增加胃液或肠液的反流，加重食管炎症状。

腹腔和胃切除手术后的患者　人体内的乳酸酶会因手术受到影响而减少，饮奶后，乳糖不能分解就会在体内发酵，产生水、乳酸及大量二氧化碳，使病人腹胀。

肠道易激综合征患者　这是一种常见的肠道功能性疾病，特点是肠道肌肉运动功能和肠道黏膜分泌对刺激的生理反应失常，而无任何肠道结构上的病损，症状主要与精神因素、食物过敏有关，其中包括对牛奶及其制品的过敏。

胆囊炎和胰腺炎患者　消化牛奶中的脂肪必须利用胆汁和胰腺酶，牛奶加重了胆囊与胰腺的负担，结果使症状加剧。

牛奶不能与它们为伍

牛奶与糖　牛奶中含有的赖氨酸在加热条件下能与果糖反应，生成有毒的果糖基赖氨酸，有害于人体。因此鲜牛奶在煮沸时不要加糖，煮好牛奶等稍凉些后再加糖不迟。

牛奶与巧克力　牛奶含有丰富蛋白质和钙，而巧克力含有草酸，两者同食会结合为不溶性草酸钙，极大影响钙的吸收。甚至出现头发干枯、腹泻、生长缓慢等现象。

牛奶与酸性水果 牛奶进入肠胃后，先由胃液中的胃蛋白酶和胰蛋白酶与牛奶中的蛋白质结合，然后进入小肠，此时吃进的酸性水果或酸性饮料，会使牛奶中含的蛋白质与果酸及维生素 C 凝成块，不但会影响消化吸收，而且还会出现腹胀、腹痛、腹泻等症。

牛奶与药 有人喜欢用牛奶代替白开水服药，其实，牛奶会明显地影响人体对药物的吸收。由于牛奶容易在药物的表面形成一层覆盖膜，使奶中的钙、镁等矿物质与药物发生化学反应，形成非水溶性物质，从而影响药效的释放及吸收。因此，在服药前后 1 小时不要喝牛奶。

老年人不妨多吃奶酪

据专家介绍，奶酪制品含有丰富的蛋白质、钙、脂肪、磷和维生素等营养成分，其营养价值高于牛奶，也比同属于发酵奶制品的酸奶高，食用后也不会发生腹胀、腹泻等不适。奶酪有丰富的维生素 A，能增进人体抵抗疾病的能力，保护眼睛并保持肌肤健美。奶酪中的 B 族维生素含量丰富，可以增进代谢、加强活力、美化皮肤。奶酪中的乳酸菌及其代谢产物对人体有一定的保健作用，有利于维持人体肠道内正常菌群的稳定和平衡，防治便秘和腹泻。

脸上长痘少吃奶制品

美国研究人员发现，每天喝 3 杯以上牛奶的人，痤疮发生率比每周喝 1 杯牛奶的人高 22%。以往的研究证实，痤疮主要是由于遗传和激素分泌不均衡造成的，因此，多发于青春期和孕期。由于牛奶中含有激素，所以，会引起人体内激素的变化。其中脱脂奶的影响最大，其次为奶油和奶酪。

专家还发现，有些患者虽然接受了正规治疗，却一直没有明显效果。经食物过敏源检测发现，一些原因不明、难以根治的痤疮与食物过敏有关，其中以奶制品最多。

喝酸奶益健康

防便秘助消化 酸奶对便秘和细菌性腹泻有预防作用，还可以助消化。酸奶中含有的活性乳酸杆菌和乳酸，能调节肠道菌群，从而减轻饱闷、腹胀、消化不良等症状。

降低胆固醇 酸奶可降低血液中的胆固醇，减少心脑血管等疾病发生的危险。经常饮用酸奶还能够润肤、明目、防止细胞老化等。

提高营养的吸收率 酸奶能促进胃酸分泌，并保存鲜奶原有的营养价值，提高了蛋白质、脂肪及钙、磷、铁等的消化吸收率，大大促进了老年人的营养吸收。

提高人体免疫力 酸奶可帮助人体产生一些维生素，并抑制某些细菌的繁殖，增加对疾病的抵抗、预防和抗感染的作用。酸奶中特含的乳酸菌可刺激巨噬细胞吞噬癌细胞，从而增强机体的抗癌免疫力。

增进食欲 酸奶能刺激胃酸分泌，可以增进食欲、增强胃肠的消化功能，促进机体的新陈代谢。对于长期卧床所致食欲不佳者尤为适宜。

预防妇科疾病的发生 有的女性老年人有念珠菌性阴道炎，实验证明，酸奶具有极佳的杀菌力，一直是治疗阴道炎的民间偏方之一，并且可以预防阴道念珠菌的感染。

降低辐射危害 美国一项研究发现，酸奶含有的大量乳酸、醋酸等有机酸，具有减轻辐射损伤、抑制辐射之后淋巴细胞数目下降的作用。

防治花粉症 日本研究人员发现，乳酸菌有抑制过敏的作用，酸奶和乳酸菌饮料能有效防治花粉症。研究小组通过试验发现，乳酸菌中的 KW 菌株有较强的过敏抑制作用。

午餐饮酸奶可提高工作效率

酸奶中含有大量的乳糖、醋酸等有机酸，它们能够抑制有害微生物的繁殖，同时使肠道的碱性降低、酸性增加，促进胃肠蠕动和消化液的分泌。午饭时或午饭后喝一杯酸奶，可以让上班族放松心情，在整个下午都精神抖擞，更有利于提高工作效率。

酸奶晚上喝更有益健康

有的人习惯在早上喝酸奶，有的人则习惯在晚上喝，还有的人选择在任何想喝的时候喝。那么，酸奶在什么时间喝更有益健康呢？

营养专家认为，在晚上喝酸奶好处更多一些。因为从补钙的角度来看，由于夜间人体不再摄入含钙食物，然而钙的代谢却仍在睡眠中悄然进行，因此，睡前食用适量富含钙质的乳品很有必要。此外，酸奶所含有的乳酸有助于人体肠胃在夜间的蠕动，因此晚上喝不仅利于消化，还有助于防止便秘。

因此，最好在晚饭后两小时左右饮用酸奶。因为空腹时酸奶中的乳酸菌易被胃酸杀死，酸奶的保健作用会减弱。

酸奶并非人人皆宜

酸奶营养丰富，但胃肠道手术后的病人、腹泻患者以及1岁以下婴儿都不宜喝酸奶。即使是健康成年人，也不能过量饮用，否则很容易导致胃酸过多，影响胃黏膜及消化酶的分泌、降低食欲、破坏人体内的电解质平衡。一般来说，每天喝两杯，每杯在125克左右比较合适。

老年人喝酸奶最好温一温

一杯冰凉的酸奶下肚，肠胃会很不舒服，特别是老年人肠胃弱，容易引起不良反应。所以，老年人可将酸奶连袋子放入45℃左右的温水中缓慢加温，并在加温过程中不断晃动袋子或瓶子，当手感到袋子或瓶子温一些，就可以饮用了。

喝咖啡预防胆结石

美国哈佛大学研究人员研究发现，每天喝 2 ~ 3 杯咖啡的人，得胆结石的概率比不喝咖啡的人低 40%；每天喝咖啡 4 杯以上的，得胆结石的概率更低。只有含咖啡因的咖啡才能刺激胆囊收缩，并减少胆汁分泌，因而不易形成胆结石。

喝咖啡有助预防肝硬化

美国研究人员发现，喝咖啡有助于预防饮酒诱发的肝硬化，每天喝 1 杯咖啡可将此风险降低 20%。加利福尼亚州奥克兰市在实施一项医疗保健计划时，研究 12.6 万人的相关调查，得出了上述结论。血检显示，喝咖啡的人不管是否喝酒，其肝功能都较好，每天喝 1 杯咖啡可使发生酒精性肝硬化的风险减少 20%，每天喝 4 杯咖啡可使该风险减少 80%。

喝咖啡能增加良性胆固醇

日本九州大学通过实验确认，喝咖啡会增加血液中良性胆固醇的含量。良性胆固醇能够使血液中的胆固醇流回肝脏，从而降低由于血液不畅而引发心脏病的危险性。专家对既饮酒又喝咖啡和既不饮酒也不喝咖啡的两组健康男性进行了对比实验。结果证实，每天喝 5 杯速溶咖啡（每杯 2 克）的人血液中的良性胆固醇含量比没有喝咖啡的人高出约 4 倍。

常喝咖啡更年轻

一项历时十年的研究发现，喝咖啡能够保持大脑健康，若每天能坚持喝三杯咖啡，年老时智力衰退最少。欧洲许多国家的中老年男士们参与了一项智力衰退分析——测试咖啡对认知能力的影响，结果显示根本不喝咖啡的男士智力要比一天喝三杯的衰退四倍还多。对这一现象进行的解释是：咖啡因通过对大脑感受器产生作用，从而推进了记忆的能力。另外，每天喝两杯咖啡还有助于降血压。因为咖啡会使高血压的患者的胰腺分泌出一定量的胰岛素，这对控制血糖水平很有帮助。

喝咖啡有助远离糖尿病

喝咖啡不仅能够让神经兴奋起来，还能降低患上 2 型糖尿病的风险，尤其是对中年女性来说，更具有保护作用。

哈佛大学科学家调查了超过 88000 名女性，发现那些常喝咖啡的女性，患上 2 型糖尿病的概率比较小。进一步的研究表明，每天喝一杯咖啡能把罹患 2 型糖尿病的风险降低 17%。这种保护作用可能是咖啡中咖啡因以外的物质改善了人体的葡萄糖代谢所致。

喝咖啡有助防射线

科学研究发现，咖啡能保护实验老鼠免受放射线的伤害，可能也对人类有同样功效。注射了咖啡因的老鼠在接受足以致死的高剂量放射线后，有 70% 在 25 天后仍然存活，而未接受注射的老鼠则全数死亡。这项发现显示，咖啡可能有助于防止放射线伤害。

咖啡不能当水喝

老年人不宜通过喝咖啡补充液体。喝咖啡似乎解渴，但后果是使体内进一步缺水，引起血液"干渴"。如喝一杯咖啡（含咖啡 2 克），不仅含咖啡的水迅速排出体外，同时，由于咖啡有利尿作用，可增加尿量 200 ~ 300 毫升。人喝咖啡获得水 200 毫升，但失水将是 400 ~ 500 毫升。另外，咖啡可降低口渴中枢敏感性，久之可出现慢性脱水。

老年人不是不可以喝咖啡，但要注意不能用之解渴。睡眠不好的老年人不要下午饮咖啡，患心律失常的老年人也不宜品尝。健康老人喝咖啡，应计算好喝咖啡引起体内的失水量，用白水予以补充，以免造成脱水。

喝咖啡两不宜

餐时不宜喝咖啡　在就餐时饮用咖啡，将会严重妨碍人体从食物中摄取铁质和蛋白质。

喝咖啡不宜过量　经常过量饮用咖啡易使血液中的胆固醇含量升高。经过调查，喝咖啡过量的人还会变得暴躁易怒，在工作中容易造成失误。因此喝咖啡每天以不超过 4 杯（约 800 ~ 1000 毫升）为宜，并最好在用餐后饮用，可以促进肠胃的蠕动，帮助消化，分解刚吃下去的高热量、高脂食物。

咖啡并非人人能喝

以下这些人不宜喝咖啡：

对于有焦虑倾向的人而言，咖啡因会导致手心冒汗、心悸、耳鸣这些症状。

咖啡作用在心血管系统可使血管舒张，如果本身已有高血压，饮用大量咖啡只会使情况更为严重。

对于肠胃系统，咖啡可以帮助消化与脂肪的分解，但咖啡中的单宁酸会刺激胃酸分泌，如果是消化疾病急性期的患者一定要避免。

易患肾结石的人应限制咖啡摄入量，因为摄入咖啡因后体内尿液中钙的含量会增加，尿液中钠、镁、柠檬酸含量都有所增加，很有可能使人患上肾结石。

过多喝咖啡可致高血压

澳大利亚的一项研究结果表明，每天仅饮 3 杯咖啡的 36 名健康男女，血压都有明显升高，而且不论是继续饮用还是断续饮用，升高血压的作用是相同的。

波士顿大学的一项研究表明，每日饮五杯或更多咖啡，可使妇女患心肌梗死的危险增加百分之七十，危险随每日饮咖啡杯数的增加而增加。这项为期 4 年，包括 858 例首患心肌梗死和同样人数从未患过心梗妇女的对照研究显示，已是心脏病易发人群或吸烟者，再饮用大量咖啡，就面临心肌梗死的更大危险。即使不是烟民，而饮用大量咖啡者，心肌梗死的危险也会增加。

常喝豆浆能防治多种疾病

1. 冠心病发病与摄入铜不足有关。豆浆是含铜丰富的食物，常喝豆浆能防治冠心病。

2. 大豆含有 B 族维生素，其中的胆醇、脂醇对脂肪肝和肝萎缩、肝硬化有良好的治疗作用。

3. 大豆中含有人体必需的亚油酸，可降低血管中胆固醇含量，使血管软化，因而可以防治高血压、动脉硬化、脑溢血等疾病。

4. 大豆中淀粉很少，是糖尿病患者的理想食物。

5. 豆浆有防治胃癌、乳腺癌的功效。

6. 大豆不仅含有丰富的蛋白质，还含有多种维生素、氨基酸和无机盐等，常喝豆浆能提高免疫功能、健身防病。

怎样煮豆浆更健康

当生豆浆加热到 80 ~ 90℃的时候，会出现大量的白色泡沫，很多人误以为此时豆浆已经煮熟，但实际上这是一种"假沸"现象，此时的温度不能破坏豆浆中的皂苷物质。正确的煮豆浆方法应该是，在出现"假沸"现象后继续加热 3 ~ 5 分钟，使泡沫完全消失。

有些人为了保险起见，将豆浆反复煮好几遍，这样虽然去除了豆浆中的有害物质，但同时也造成了营养物质流失。因此，煮豆浆要恰到好处，控制好加热时间。

喝豆浆的"九项注意"

饮用豆浆一定要注意，否则很容易诱发疾病。那么，饮用豆浆要注意什么呢？

并非人人皆宜 祖国医学认为：豆浆性平偏寒而滑利，平素胃寒，饮后有发闷、反胃、嗳气、吞酸的人，脾虚易腹泻、腹胀的人以及夜间尿频、遗精肾亏的人，均不宜饮用豆浆。

不能与药物同饮 有些药会破坏豆浆的营养成分，如四环素、红霉素等抗生素药物。

不能冲入鸡蛋 鸡蛋中的鸡蛋清会与豆浆里的胰蛋白酶结合，产生不易被人体吸收的物质。

不能加红糖 红糖里有多种有机酸，它们和豆浆里的蛋白酶结合，使蛋白质变性沉淀，不容易被人体吸收。白糖不会有这种现象。

忌过量饮用 一次不宜饮过多，否则极易引起过食性蛋白质消化不良症，出现腹胀、腹泻等不适病症。

不要空腹饮 空腹饮豆浆，豆浆里的蛋白质大都会在人体内转化为热量而被消耗掉，不能充分起到补益作用。饮豆浆的同时吃些面包、糕点、馒头等淀粉类食品，可使豆浆蛋白质等在淀粉的作用下，与胃液较充分地发生酶解，使营养物质被充分吸收。

不要饮用未煮熟的豆浆 生豆浆里含有皂苷、胰蛋白酶抑制物等有害物质，未煮熟就饮用，会发生恶心、呕吐、腹泻中毒症状。

忌用保温瓶贮存豆浆 在温度适宜的条件下，以豆浆为养料，瓶内细菌会大量繁殖，经过 3 ~ 4 个小时就能使豆浆酸败变质。

不要盖着锅煮 煮豆浆时必须要敞开锅盖，让豆浆里的有害物质随水蒸气挥发掉。

婴儿不宜喝豆奶

美国研究人员指出：吃豆奶长大的孩子，成年后引发甲状腺和生殖系统疾病的风险系统较大。因为婴儿对大豆中高含量抗病植物雌激素的反应与成人不同。婴儿摄入体内的植物雌激素只有5%能与雄激素受体结合，使其他未能吸收的植物激素在体内积聚，这样就有可能对每天大量饮用豆奶的婴幼儿将来的性发育造成危害。

适量喝酒防风湿性关节炎

英国科学家发现，对于那些爱好喝酒的人来说，有规律地适量饮酒，不但对于预防心脏病、中风、某些癌症等都有帮助，还能够降低患风湿性关节炎一半的风险。每周饮用不少于3个单位的酒（相当于100毫升）有明显的保护效应，喝10个单位的酒将带来更大的保护。

瑞典科研人员说，喝酒能抵消吸烟和遗传因素引起的患风湿性关节炎的风险。

偶尔饮酒可以延缓智力衰退

芬兰科学家发现，中年时滴酒不沾的人和经常饮酒的人，老年时发生智力衰退的概率一样，都是中老年时期偶尔饮酒的人概率的两倍。研究小组所提出的"偶尔饮酒"论，并没有精确的标准，但是他们发现，每月只是喝一次酒的被调查者，发生智力衰退的比不喝酒和经常饮酒的少。

年过70岁适量饮酒有益健康

一项针对70～79岁老人的研究发现，那些每周喝1～7杯酒的人，突发心脏病的概率明显比不喝酒的人低。美国衰老研究所和佛罗里达大学研究发现，每周适量喝酒的人因心脏病等疾病死亡的概率比不喝酒的人低近30%。根据研究人员的定义，适量喝酒，是指一周喝1～7份含酒精饮料，一份含酒精饮料可以是一罐355毫升的啤酒、一杯250毫升的葡萄酒，或是一种酸制饮料。研究证明，酒精具有保护心脏的作用，老年人适量喝酒可延长寿命、减少心脏病发病概率。

过量饮酒可致精神障碍

从开始饮酒发展到酒精性障碍，一般历经偶尔饮酒、习惯性饮酒、酒精依赖、慢性酒精中毒及酒精性精神障碍等几个阶段，平均需要7～11年，少则2～3年。

如果发展到酒精依赖，就会产生精神依赖现象。如不喝酒，就会感到萎靡不振、精神不易集中、记忆力下降、失眠等。同时，还会产生躯体依赖，如不喝酒，便会头痛、心慌、乏力、食欲下降、手抖、口齿不清、走路不稳等。

如果发展到慢性酒中毒性精神障碍，可出现如下症状：焦虑、情绪抑郁，甚至自杀；幻觉，如听到骂某人贪杯是酒鬼；妄想，如长期饮酒的男性可引起性功能障碍，在此基础上产生嫉妒妄想，怀疑妻子不忠，进而无故虐待、殴打；谵妄，如全身颤抖、大量出汗、易怒等。

从临床上看，慢性酒中毒精神障碍的发病率逐年增高，发病年龄也有年轻化的趋势，最小的一名自14岁开始饮酒，到19岁就出现了精神障碍。

喝酒过量骨头变"酥"

一份统计资料显示，长期过量饮酒会使股骨头变"酥"，即发生无菌性股骨头坏死。

位于人体髋关节内的股骨头就像是一个门轴，几乎承受着机体全身的重量。长时间酗酒会造成股骨头周围微血管堵塞，继而发生骨质坏死，骨硬度明显下降、塌陷，软骨也会遭到破坏。一旦发生坏死，就会造成残疾。

"一口闷"最伤中枢神经

一项研究表明，高浓度酒精能引起神经元细胞的应激反应，启动"自杀"程序，最终导致神经元细胞死亡。尤其在神经细胞发育旺盛的胎儿期、婴幼儿期和青春期，酒精对其危害更加巨大，而且一旦造成损伤，目前尚无恢复手段。一口气喝很多酒，血液中的酒精浓度会急遽升高，迅速开启神经元细胞的"自杀"程序，因此"一口闷"的喝酒方式对中枢神经系统造成的损害最为巨大。

白酒适宜热饮

将白酒烫热的喝法，既能消除酒中的一些有害物质，又不易醉人。白酒中的主要成分是乙醇，尚含少量对人有害的甲醇、乙醛等物质。然而，这些有毒物质的沸点均比乙醇低，如乙醇为78.3℃，而乙醛为21℃、甲醇为64.7℃。当加热白酒时就会将乙醛和甲醇蒸发掉，从而减少了酒中有害物质。白酒经加热所含的酒精亦能挥发一些，致使酒度有所降低。饮用热白酒，易于排泄，故不易醉人。

喝酒御寒不可取

饮酒可使呼吸加速、血管扩张、血液循环速度加快、热量消耗增加，因此能让人感到身上热乎乎的。并且，由于酒里含有酒精，可引发神经短暂的兴奋，令全身有种温暖、舒适的错觉。

其实，这不是酒精御寒的表现，而是体温调节中枢发生紊乱的前兆。当酒喝得过多时，可引起体温中枢功能失调，使热量丧失过多。同时，胃受酒精的麻醉，功能明显下降，还会使人的产热功能进一步减弱。另外，体表血管扩张会使部分应该流向内脏的血液，转而流向体表，影响到内脏的血液供应，有可能对内脏造成伤害。这样的温暖是很划不来的。

尤其需要提醒的是，靠饮酒御寒对老年人非常不利。老年人本来就对体温变化不敏感，如因喝酒引起体温中枢调节紊乱，会更容易损伤其调温功能。

老人饮酒须防尿潴留

老人饮酒过量之后容易发生尿潴留，这是因为男性尿道穿过前列腺，而许多老人的前列腺都有程度不同的肥大现象，挤压尿道，使尿道变窄。饮酒之后，血管丰富的前列腺因血管迅速扩张而肿胀，热力加重对尿道的挤压程度而使原本就很狭窄的尿道变得闭塞不通，进而导致急性尿潴留。

饮酒时喝杯西瓜汁

西瓜汁对预防醉酒有益。西瓜汁进入人体后，一方面可以对酒的吸收产生竞争性抑制，以减少酒进入血液的数量；另一方面，西瓜汁具有明显的利尿作用，可以促进酒精更快地排泄出体外。

改变饮酒习惯影响健康

丹麦研究人员研究发现，改变饮酒习惯的人，其健康状况也出现了相应变化。比如，以前从不喝酒者在选择每天喝少量酒后，死于心脏病的危险降低。而坚持少量饮酒者在放弃这一习惯后，心脏出现问题的危险略有上升。此外，增加每天的喝酒量者与继续保持原有习惯者相比，前者死于癌症的危险也较高。

适量饮啤酒防白内障

加拿大和美国科学家的研究成果显示，每天适量饮啤酒可预防老年白内障。啤酒富含阻氧化酶，能够阻碍葡萄糖水平升高。而葡萄糖含量过高会破坏线粒体的功能，一旦线粒体的工作出现故障，眼睛晶体的表面就会开始形成白内障。所以每日饮一杯啤酒对眼睛非常有利。

每日饮 1～7 杯啤酒可降炎症

据美国《内科杂志》报道，每日饮 1～7 杯含酒精的饮料（如啤酒）可以帮助降低炎症的发病率，提高人体的心脏功能。

来自佛罗里达大学的科学家意外发现一个村庄年龄超过 70 岁的老人身体健康。原来这些老人一直以来每天饮用 7 杯啤酒。科学家进一步调查 397 名志愿者，让他们坚持每天饮 1～7 杯啤酒，历经五年半的研究之后，发现这些人患炎症风险降低了 30%。但是如果超过 7 杯啤酒就会影响健康。

生啤比熟啤营养多

生、熟啤酒在工艺上主要是除菌方式不同。熟啤酒采用加热方式实现灭菌以延长保质期，但失去了啤酒的新鲜口味；而生啤酒则是通过微孔膜过滤除菌达到保质要求，口味和营养物质没有变化。

从营养成分说，生啤酒会比熟啤酒更有营养，而且生啤酒的外观、气味和口感都要好于熟啤酒。生啤酒保留了酶的活性，有利于大分子物质分解，含有更丰富的氨基酸和可溶蛋白。

生啤酒又有纯生啤酒和普通生啤酒之分。纯生啤酒保质期可达 180 天；普通生啤虽然未经高温杀菌，但它采用的是硅藻土过滤，只能滤掉酵母菌，杂菌不能被滤掉，因此其保质期一般在 3～5 天。大家常喝的扎啤就是一种普通生啤酒，新鲜时口感清爽，一旦出现刷锅水味、酸味等，则表明已变质，不能饮用了。

喝啤酒应因人而异

啤酒的成分不同，人们的体质也不尽相同，所以喝啤酒也要因人而异。

生啤酒　又叫鲜啤酒，这种啤酒不经过杀菌，具有独特的啤酒风味，但是不容易保存。由于酒中活酵母菌在灌装后，甚至在人体内仍可以继续进行生化反应，因而这种啤酒喝了很容易使人发胖，比较适于瘦人饮用。

熟啤酒　一般的普通啤酒即熟啤酒都是要杀菌的。因为酒中的酵母已被加温杀死，不会继续发酵，稳定性较好，所以胖人饮用较为适宜。

干啤酒　普通的啤酒还会有一定糖分的残留，干啤酒使用特殊的酵母使剩余的糖继续发酵，把糖降到一定浓度之下，就叫干啤酒。适合怕发胖的人饮用。

低醇和无醇啤酒　利用特制的工艺令酵母不发酵糖，只产生香气物质，除了酒精，啤酒的各种特性都具备，滋味、口感都很好。普通的啤酒酒精度是 3.5% 左右。无醇啤酒一般酒精度控制在 1% 以下，不是说一点酒精含量都没有，这类啤酒属于低度啤酒，只是它的糖化麦汁的浓度和酒精度比低醇啤酒还要低，所以很适于妇女、儿童和老弱病残者饮用。

运动啤酒　根据运动员自身情况，在啤酒里面加入运动员需要的微量元素和营养物质，比赛结束后可以喝运动啤酒来恢复体力。适合做完体育运动之后的人们补充失去的养分。

饮用啤酒八不宜

酒温不宜过低　存放在冰箱里的啤酒应控制在 5 ~ 10℃，温度过低的啤酒不好喝，且会使酒液中的蛋白质发生分解、游离，营养成分受到破坏。纯生啤酒在 5 ~ 10℃，各种营养成分和风味也最稳定。

饭前不宜饮用冰镇啤酒　饭前饮用冰镇啤酒可导致胃肠道温度骤降，血管急剧收缩，造成生理功能失调，导致消化功能紊乱，甚至引起胃肠道痉挛，诱发腹痛、腹泻等。

养生食堂——会吃会喝促健康

饮用不宜过量　啤酒的酒精含量不高，营养丰富。如过量饮啤酒，会抑制、影响细胞的正常活力，造成"啤酒心""将军肚"，从而影响心脏的正常功能。建议每天饮用量不超过 1000 毫升。

啤酒不宜与白酒混饮　二者混饮会加速酒精在全身的渗透，对肝脏、胃肠和肾脏产生危害，影响消化酶的产生，使胃酸分泌减少，引起胃痉挛、急性胃肠炎等。

啤酒不宜与汽水等饮料同饮　因为啤酒和汽水等饮料中都含有二氧化碳，过量的二氧化碳会更促进胃肠道对酒精的吸收。

剧烈运动后不宜大量饮用啤酒　剧烈运动会大量散失体内水分，使血液中的尿酸浓度升高，排泄发生障碍，尿酸石在关节处沉淀，引发痛风性关节炎。

饮用啤酒不宜以海鲜等高嘌呤食物佐餐　啤酒本身含嘌呤较高，而海鲜如凤尾鱼、沙丁鱼、鲈鱼等都属于高嘌呤食品，嘌呤在体内代谢过程中会产生尿酸，如果边喝啤酒边吃海鲜，两者协同的结果会使尿酸显著升高而引发痛风。

某些特定人群不宜饮用啤酒　例如肾结石患者、消化道溃疡患者、哺乳期妇女等。此外，有肝、肾功能损害的人慎饮啤酒。

豪饮当心"啤酒心"

有资料显示，一升啤酒的酒精含量相当于一两多白酒的酒精含量。但近年的医学研究发现，如果长期大量饮用啤酒，会对身体造成损害，也就是人们常说的"啤酒病"。如果无限制地饮用啤酒，累积的酒精就会损坏肝功能，增加心脏、肾脏的负担，造成心室体积扩大、心肌肥厚、心脏增大，形成"啤酒心"，使心肌组织中出现脂肪细胞功能减弱，引起心动过速。

喝啤酒过量影响男性生育

伦敦国王学院生育学家研究了三种影响生育能力的化学物质——大豆

和其他豆类中的染料木黄酮、啤酒花中的一种物质，以及清洁剂、油漆、除草剂和杀虫剂所含的壬基苯酚等等。科学家们发现这些物质可以模仿雌激素的功用，影响精子的行动，从而降低男性生育效率。专家解释说，精子遇到卵子的时候，会释放一种酶，冲破卵子的外膜，而雌激素可以刺激精子的活性，如果尚未成熟的精子过早地受到刺激，在还没有遇到卵子的时候就释放出酶，等到真正需要的时候，却无法冲破卵子外膜，那么生育能力必将遭受影响。

男子过量饮用啤酒可能变性

俄罗斯泌尿生殖医学专家在研究了啤酒中植物雌激素的作用后得出结论，过量饮用啤酒的男子有可能变性，无论是在生理上还是心理上，都有可能变成女人。

专家指出，啤酒中含有植物雌激素是众所周知的事实，但很少有人思考它对机体的影响。现在看来，过量饮用啤酒的男人可能会面临变性危险。专家说："植物雌激素（异黄酮）是男人最为重要的雄性激素——睾丸甾酮的抑制剂，过量饮用啤酒会抑制睾丸甾酮的作用。"研究表明，植物雌激素会对男性身体产生不愉快的副作用，如肌肉显著减少，体毛、胡须数量下降或逐渐消失，胸部和臀部增大等，此时男人的体形会按照女性类型发展。

青少年喝啤酒有损记忆力

医学专家对近 50 名青少年在喝 200 毫升的啤酒前后一小时作详细观察后，认为青少年喝啤有损记忆力。专家先口授 10 个名词，受试者都记住了这些名词，均能倒背如流、滚瓜烂熟、脱口而出。但在喝完 200 毫升啤酒后记忆力明显下降，思维速度缓慢，以前熟记的名词有的回答得很缓慢，有的回答错误。

啤酒中酒精含量仅为 3% ～ 6%，却已使少年朋友的记忆力紊乱，为此应引起常喝啤酒的青少年们警惕。

吃烧烤配啤酒易致癌

食物在烧烤过程中，本身就会产生一种叫作"杂环胺化合物"的致癌成分，在与人体肌肉组织和蛋白质中的氨基酸发生作用时，能诱发基因突变，促使癌细胞形成。而酒精本身虽不是致癌物，但它能使消化道血管扩张、溶解消化道黏膜表面的黏液蛋白，使致癌物质极易被身体吸收。

红葡萄酒的保健祛病作用

预防眼疾　红葡萄酒中所含的一种多酚类物质具备扩张眼部血管的功能，可以用于预防某些因血流障碍引发的眼疾。

抑制牙病　加拿大研究人员从波尔多葡萄酒中提取了一种名叫多酚的化合物，并研究它对各种牙周疾病细菌的影响。研究结果发现，多酚对于牙周细菌的繁殖有着"显著的抑制"作用。因此，科学家们认为这种化合物可以有效阻止牙周疾病的发展。

消除疲劳　所饮的红葡萄酒经胃肠吸收后，很快随血液流遍全身，提高中枢神经系统兴奋性，能够消除疲劳、振奋精神、使人兴奋。当酒精进入血液循环系统时，不仅能扩张动脉血管，也能扩张毛细血管、增加血流量，还能促进新陈代谢，使人具有活力。

降脂抗凝防治心脏病　科研证实，若每天饮用红葡萄酒 35 ~ 50 毫升，对于防治心血管病效果最佳，主要是红葡萄酒中所含的类黄酮和多酚类物质，能够显著对抗血小板活性，降低血小板凝集和血液黏稠度，不容易形成血栓，从而降低心脏病发病率。红葡萄酒中所含的白藜芦醇具有降低血胆固醇和甘油三酯作用，而所含的镁、钾等微量成分可增加高密度脂蛋白，降低低密度脂蛋白，从而有效地预防动脉粥样硬化。

预防肾结石　每天喝 20 毫升左右红葡萄酒，可使肾结石发病率下降 39%。其原因是：①红葡萄酒有利尿作用，导致排尿量增多，并能降低尿液的浓度；②酒中的酒精可以抑制"抗利尿激素"，对于预防胆结石亦有作用。

助消化治胃病　红葡萄酒的酸度接近人的胃液酸度（pH值2～2.5），这正好适宜分解消化蛋白质，故饮红葡萄酒可助消化、增食欲。

预防和治疗酸中毒　红葡萄酒是碱性饮料，在人体内呈碱性，有利于中和酸性物质，确保体液维持弱碱性，故可防治酸中毒。

预防骨质疏松　红葡萄酒像体内的雌激素一样，可促进成骨细胞的活动，从而可以减少患骨质疏松的风险。

能抗辐射　据科研发现，红葡萄酒中含有一种抗放射污染剂，能增强人体免疫功能，治愈在核意外事故中受辐射的患者。

对抗高脂肪饮食　红葡萄酒中富含一种名为白藜芦醇的物质，如膳食中富含这种物质，则可和食物中的脂肪"抗衡"，减少脂肪对血管产生的负面影响，并能使体重在高脂饮食的状态下有所降低。

预防早老性痴呆症　据临床试验表明，每天喝100毫升红葡萄酒的老人，较少得早老性痴呆症（阿尔茨海默氏病）。其机理是人体内有自由基，能够破坏细胞，而红葡萄酒中所含的类黄酮和乙醇物质，可以中和体内的自由基，使之失去破坏细胞的进攻性。

能对抗垃圾食品　美国研究学者通过实验证明，红葡萄酒中所含的一种名为白藜芦醇化合物能使老鼠免受肥胖症的影响，激活许多抗衰老基因，从根本上抑制垃圾食品对健康的危害，从而延长寿命。这种化合物可能对人类一样有效。

缓解痛经　葡萄酒味辛甘、性温。辛能散能行，对寒湿凝滞的痛经症，可以散寒祛湿、活血通经；甘温能补能缓，对气血虚弱的痛经，能起到温阳补血、缓急止痛的效果。

有助减肥　法国科学家的一项研究显示，红葡萄酒中的白藜芦醇物质能提高肌肉耐力，同时还有使身材苗条的作用。

有助受孕　丹麦科学家研究发现，适度饮用一些酒精饮料，尤其是葡萄酒，不仅能提高性生活质量，还有助于提高女性的受孕概率。

有助产后身材恢复　专家认为，优质的红葡萄酒中含有丰富的铁，对女性非常有好处，可以起到补血的作用，使脸色变得红润。同时，女性在怀孕时体内脂肪的含量会有很大增加，产后喝一些葡萄酒，其中的抗氧化剂可以防止脂肪的氧化堆积，对身材的恢复很有帮助。

白葡萄酒同样对心脏有益

美国科学家发现无论是葡萄肉还是葡萄皮，其中都含有许多有益心脏的抗氧化物质，因此只以葡萄肉为原料的白葡萄酒也同样含有益于心脏的成分。

喝白葡萄酒有益肺部健康

有资料表明，适量饮用红葡萄酒对心脏有好处，不过在这项研究中白葡萄酒与肺功能的关系更为密切。

美国研究人员对随机抽取的 1555 名生活在纽约西部的白人和黑人进行了研究。研究人员收集这些人的全面资料，如近期和以往的酒类消费量以及包括膳食习惯在内的生活习惯，然后对他们的身体进行了测试。

所有的受试者必须进行标准的肺功能测试，包括最大肺活量和每秒钟肺活量。通过分析所有酒类消费因素与肺部功能之间的关系，研究结果显示，近期以及一生都饮用白葡萄酒与每秒钟肺活量和最大肺活量的关系最大。

冬饮黄酒身体好

黄酒为中国酒中的瑰宝，是含人体必需氨基酸比较全面的饮料酒，含有 18 种氨基酸，其中 7 种为人体必需氨基酸，这在世界营养类酒中是少见的。

黄酒气味苦甘、辛、大热，主行药势，能杀百邪恶毒、通经络、行血脉、散湿气、扶肝、除风下气、活血、利小便等。冬天温饮黄酒，可活血祛寒、通经活络，能有效抵御寒冷刺激，预防感冒。

黄酒的饮用可根据酒的品种和气候不同分为热饮和冷饮两种。冬季，黄酒加点姜片煮后饮用，既可活血祛寒又可开胃健脾。

越吃醋越聪明

吃醋有益智健脑的作用。这不仅是因为醋能活血通脉、改善脑供血、降低血脂、改善血液黏稠度、软化血管、防止脑动脉硬化，还因为醋的最终代谢产物是碱性物质。人体内的碱性环境不但有利于人体健康，而且使人头脑聪明、思维敏捷，能防止老年性痴呆等病。

智商是反映人的聪明程度的一个世界性指标。英国科学家研究证实，人大脑中的酸碱度与智商有关，当酸度增高时，人的智商低；碱度增高时，人的智商高。如果以 pH 值 7.0 为界，7.0 以上（偏碱）者的智商比 7.0 以下（偏酸）者高 1 倍。

人体体液的酸碱度是可以通过食物来调整的。醋是一种很特殊的食品。吃进去时，感觉是酸的，在胃肠道时也是酸的，被吸收入血液后，经过肝脏代谢后，最终代谢产物却以碱性面目出现。并且依靠其碱性调节血液、体液的酸碱度，从而起到益智健脑的作用。

适当食醋有益健康

有利于机体对钙的吸收　实验研究证实，只有可溶性钙才能被人体吸收。食醋的作用就在于提高消化道中可溶性钙的浓度。因此，多食用一点食醋有利于机体对钙的吸收。对于中老年人来讲，在进餐时适量加些食醋，增加钙的吸收量，对于预防骨质疏松症的发生也是十分有益的。

提高人体的消化功能　食醋有较好的健脾胃和助消化作用，醋中乙酸含量在 3% ~ 5%，是一种弱酸，其酸度要比胃液中的酸度小十多倍，适量地食醋能调节胃液的酸度，帮助消化。

美容驻颜　近年来，科研人员经研究证明，经常食醋具有美容驻颜的作用。醋能把蛋壳中的钙转化为可溶性钙，使其容易被机体吸收。常吃食醋能增强人体皮肤细胞的功能，延缓皮肤老化，并逐渐消除皮肤上的黑斑。

降脂减肥和防治动脉硬化　米醋中含有 20 多种氨基酸和 16 种有机酸，可促进糖代谢、降低胆固醇、防止动脉硬化。食用醋豆（醋泡炒黄豆）可以防治高血压、动脉硬化、肥胖症、糖尿病等。美国有专家认为，食用醋中所含的氨基酸不但可以消耗体内脂肪，而且可以促进糖、蛋白质等新陈代谢顺利进行，能起到良好的减肥效果。

防治便秘　现代医学研究表明，陈醋含有多种氨基酸和多种对消化功能有帮助的酶类及不饱和脂肪酸，它能促进肠道蠕动、调节血脂、中和毒素，维持肠道内环境的菌群平衡，治疗习惯性便秘。除了早晨空腹服醋以外，便秘者也可在每餐汤菜中放少许陈醋，不仅能使汤菜味道更鲜美，而且能治便秘。

总之，每天食用适量醋益处很多。食什么醋也要有选择，一般饮用高级米醋为宜，用量也不宜过大，15 毫升就可以了。

五种人不宜吃醋

正在服西药者　正在服用某些西药者不宜吃醋。因为醋酸能改变人体内局部环境的酸碱度，从而使某些药物不能发挥作用。正在服碳酸氢钠、氧化镁、胃舒平等碱性药时，不宜吃醋，因醋酸可中和碱性药，而使其失效。使用庆大霉素、卡那霉素、链霉素、红霉素等抗生素药物时，不宜吃醋，因这些抗生素在酸性环境中作用会降低，影响药效。

服"解表发汗"的中药时　中医认为，酸能收敛，当复方银翘片之类的解表中药与之配合时，醋会促进人体汗孔的收缩，会破坏中药中的生物碱等有效成分，从而干扰中药的发汗解表作用。

胃溃疡和胃酸过多患者　醋会腐蚀这类患者的胃肠黏膜，加重溃疡病的发展，而且醋本身有丰富的有机酸，能使消化器官分泌大量消化液，从而加大胃酸的消化作用，导致溃疡加重。

对醋过敏者及低血压者　食醋会导致这类人出现过敏而发生皮疹、瘙痒、水肿、哮喘等症状。另外，患低血压的病人食醋会导致血压降低而出现头痛头昏、全身疲软等不良反应。

骨折的老年人　老年人在骨折治疗和康复期间应避免吃醋。醋由于能软化骨骼和脱钙，破坏钙元素在人体内的动态平衡，会促发和加重骨质疏松症，使受伤肢体酸软、疼痛加剧，骨折迟迟不能愈合。

不同的醋宜搭配不同的菜品

香醋　以粮食为主要原料，采用独特工艺酿造而成。多用在菜品颜色较浅、酸味不太突出的菜肴，如拌凉菜、溜鱼片等。另外，在烹饪海鲜或蘸汁吃螃蟹、虾等海产品时，放些香醋、熏醋可以起到去腥、提鲜、抑菌的作用。

陈醋　酿造时需要经过较长时间的发酵过程，其中少量酒精与有机酸反应形成芳香物质，香味浓郁，味道更重。常用于需要突出酸味而颜色较深的菜肴中，如酸辣汤、醋烧鲶鱼等。当然，在吃饺子、包子等面食时，也少不了加些解腻爽口的陈醋。

米醋　常和白糖、白醋等调成甜酸盐水来制作泡菜，如酸辣黄瓜等。用于热菜调味时，常和野山椒辣酱等调成酸辣汁，用于烹制酸汤鱼等菜肴。除此之外，烹调排骨汤时，加入少量的米醋或熏醋，还有助于骨头里的钙质释出，让美食中的钙更容易吸收。

三种人莫喝果醋

第一类是胃酸过多的人或胃溃疡患者，因为果醋含有微量"醋"，空腹时大量饮用，对胃黏膜产生的刺激作用较强，容易引起胃痛等不适。

第二类是痛风患者，因果醋为酸性饮料，不利于血尿酸的排泄。

第三类是糖尿病患者，因为一般的果醋含糖量都比较高，弄不好会因为摄入大量的糖而增加体重。

肠胃健康的人喝果醋时应注意饮用适度，每天不要超过 200 毫升，且最好在饭后饮用。

抗污染，喝菜汤

蔬菜属于碱性食物，每种新鲜蔬菜都含有大量的碱性成分，它能溶解沉积在细胞里的毒素，使毒素随尿液排出，称得上是最佳的血液"净化剂"。喝蔬菜汤可使体内血液呈正常的弱碱状态，防止血液酸化、减少体内沉积的毒素。

营养丰富的紫菜汤

紫菜含有丰富的维生素和矿物质，它所含的蛋白质与大豆差不多，比鲜蘑菇多9倍，维生素A约为牛奶的67倍，维生素C为卷心菜的70倍。紫菜还富含EPA和DHA，可以预防衰老；它含有大量可以降低胆固醇的牛磺酸，有利于保护心脏；紫菜的1/5是食物纤维，可以保持肠道健康，将致癌物质排出体外，特别有利于预防大肠癌；紫菜中脂肪的含量很低，常吃不会导致肥胖；紫菜中的丰富胆碱对记忆衰退有改善作用。

由不同原料组成的紫菜汤，既美味又营养。紫菜虾皮汤补碘又补钙，对缺铁性贫血、骨质疏松症有确切的疗效，对动脉粥样硬化和高血压病均有辅助治疗作用，对于因缺锰所引起的皮肤瘙痒有时可奏奇效，还可减轻妇女更年期综合征病症，并对男性阳痿也有一定的疗效。由香油和紫菜制成的清肠紫菜汤，如能在每晚饭前喝上一碗，可有效解除便秘。

去脂减肥的紫菜海带汤，辅以冬瓜皮和西瓜皮，适合体胖的女性经常饮用，可达到身体健美的效果。而紫菜海带瘦肉汤则具有滋阴清热、化痰散结、延年益寿的作用，适用于头晕目眩、烦躁失眠、痰稠难咳，或皮肤色素沉等患者。紫菜番茄汤的营养搭配非常合理，番茄中的维生素C有利于人体对紫菜中铁和钙的吸收。

要御寒，喝海带汤

人体畏寒与甲状腺功能有关。碘元素有助于甲状腺激素的合成，可以加快组织细胞的氧化过程，提高人体基础代谢，并使皮肤血液流动加快。海带含碘量丰富，多喝海带汤能强化甲状腺功能、增强机体御寒的能力。

要健脑，喝豆汤

大豆含有丰富的卵磷脂和植物蛋白质。由于卵磷脂极易与水结合，炖汤时大量的卵磷脂溶于汤中，易于吸收。卵磷脂可在体内释放出胆碱，合成乙酰胆碱，乙酰胆碱是保持记忆力的重要物质。蛋白质是构成脑细胞的主要成分，大脑细胞中的蛋白质处于不断更新的过程中，需要经常补充。

防哮喘，喝鱼汤

鱼汤含有大量具有抗炎作用的特殊脂肪酸，可以阻止呼吸道发炎，并防止哮喘发作，对预防儿童哮喘病最有益。

防衰老，喝骨汤

人体骨骼中最重要的是骨髓，人体血液中的红、白细胞等就是在骨髓中形成的。随着年龄增大和机体的老化，骨髓制造红、白细胞的功能逐渐衰退，骨髓功能降低，直接影响到人体头发、皮肤、指甲等新陈代谢的能力，这是由于骨髓中的骨胶原物质减少的缘故。人体可以从体外摄取增强造血的能力，达到延缓衰老的目的。骨汤中含有较多的胶原蛋白、磷、钙、钠、铁等多种微量元素，可疏通微循环，改善人体老化症状。

防感冒，喝鸡汤

鸡汤含有多种能影响人体免疫系统的成分，因此能缓解喉咙痛等感冒症状。人全内有一种白细胞——嗜中性粒细胞，能够吞噬细菌和死亡的体细胞，在人体受感冒病毒等侵袭时，其数目会大量增加。鸡汤内含有许多成分具有促进嗜中性粒细胞活动的作用。

五种人不适宜喝鸡汤

胃酸过多　鸡汤有刺激胃酸分泌的作用，因此患有胃溃疡、胃酸过多或胃出血的病人，一般不宜喝鸡汤。

胆道疾病　胆囊炎和胆石症经常发作者，不宜多喝鸡汤，因鸡汤内脂肪的消化需要胆汁参与，喝鸡汤后会刺激胆囊收缩，易引起胆囊炎发作。

高血压　高血压患者喝鸡汤，除易引起动脉硬化外，还会使血压持续升高，难以降低。

高脂血症　鸡汤中的脂肪被吸收后，会促使胆固醇进一步升高。胆固醇过高会在血管内膜沉积，引起冠状动脉硬化等疾病。

肾功能不全　鸡汤内含有一些小分子蛋白质，患有急性肾炎、急慢性肾功能不全或尿毒症的患者，由于患者肾脏对蛋白质分解产物不能及时处理，喝多了鸡汤就会引起高氮质血症，加重病情。

怎样喝汤更健康

首先，进食与喝汤的先后顺序很有讲究。饭前喝汤可以润滑口腔、食道，防止干硬食品刺激消化道黏膜，有利于食物稀释和搅拌，促进消化、吸收。最重要的是，饭前喝汤可使胃内食物充分贴近胃壁、增强饱腹感，从而抑制摄食中枢、降低人的食欲。吃饱后再喝汤容易导致营养过剩，造成肥胖。另外，喝下的汤会稀释消化液，影响消化和吸收。

其次，喝汤时间的选择很重要。"午餐时喝汤吸收的热量最少"，可以防止长胖。晚餐则不宜喝太多的汤，以免导致快速吸收的营养堆积在体内，造成体重的增加。

第三，喝汤的速度越慢越不容易胖。慢速喝汤容易使人产生饱的感觉，而不至于超量进食。

第四，最好选择瘦肉、鲜鱼、虾米、去皮的鸡肉或鸭肉、冬瓜、萝卜、番茄、紫菜、绿豆芽等低脂肪食物做汤料，尽量少用老母鸡、肥鸭等高脂肪、高热量的食物做汤。

体弱者不宜多喝绿豆汤

中医认为，绿豆汤具有消暑益气、清热解毒、润喉止渴的功效，能有效地预防中暑，治疗食物中毒等。但营养学家提醒人们：虽然大多数人都可以放心地喝绿豆汤，没有太多禁忌，但是，体质较弱的人不要多喝。从中医的角度看，寒证的人也不要多喝绿豆汤。由于绿豆具有解毒的功效，所以正在吃中药的人应在医生的指导下喝绿豆汤。